AF547321

Gesunde Ernährung für hochsensible Menschen

Wie du deine Mahlzeiten zu echten Energiespendern machst und dich mit deiner Hochsensibilität dauerhaft stark und ausgeglichen fühlst

Dr. phil. Anne-Barbara Kern

Remote Verlag
www.remote-verlag.de

© 2020 Dr. phil. Anne-Barbara Kern

Das Werk ist urheberrechtlich geschützt.
Jede Verwertung bedarf der ausschließlichen Zustimmung der Autorin.
Dies gilt insbesondere für die Vervielfältigung, Verwertung, Übersetzung und die Einspeicherung und Verarbeitung in elektronischen Systemen.

Bibliografische Information der Deutschen Nationalbibliothek
Die Deutsche Nationalbibliothek verzeichnet diese Publikation in der Deutschen Nationalbibliografie; detaillierte bibliografische Daten sind im Internet über http://dnb.dnb.de abrufbar.

Für Fragen und Anregungen:
info@remote-verlag.de

Zweite Auflage 2021 Remote Verlag,
ein Imprint der Remote Life LLC, Oakland Park, US

Covergestaltung: Christina Thiele
Lektorat: Nils Jorzenuk
Satz: Christina Thiele
Redaktion: Maximilian Mika
Bildnachweis: Depositphotos.com

ISBN Ebook: 978-3-948642-04-4
ISBN Print (Taschenbuch): 978-3-948642-02-0

Weitere Informationen zum Verlag finden Sie unter:
www.remote-verlag.de

Inhalt

Einführung
Wie es zu diesem Buch gekommen ist

Das Thema Ernährung hat mich schon als Kind fasziniert. Ich komme aus einer sehr gesundheitsbewussten Familie. Bereits mein Opa baute so viel wie möglich Obst und Gemüse selbst an, weil er keine "Spritzmittel", wie er das damals nannte, zu sich nehmen wollte. Zur Erntezeit standen meine Oma, meine Tante, meine Mutter und ich in der Küche, machten Obst ein und kochten Marmelade - mit Zucker, mit viel Zucker. Damals wusste man es noch nicht besser. Aber es war alles frei von "Spritzmitteln", also beste ökologische Qualität, wie man heute sagen würde. Und zum Lohn für unsere Mithilfe durften wir viele Gläser von herrlichem Apfelgelee und Rosenmarmelade mit nach Hause nehmen.

Wie ich heute weiß, ist etwas, das ich als Kind für selbstverständlich hielt, eine besondere Gabe: Essen schmecke ich nicht nur auf der Zunge, sondern ich bekomme umgehend eine sehr klare und deutliche Rückmeldung von meinem Körper, wie er sich mit dieser Mahlzeit fühlt. Dadurch stellte ich früh fest, dass es Essen gibt, das zwar sehr gut schmeckt, sich aber furchtbar anfühlt. Dazu gehörten zum Beispiel die schweren Kuchen und Torten, die es in unserer großen Familie mit sechs Onkeln und Tanten und deren Kinderschar bei den Familienfesten gab. Ich konnte nicht glauben, dass man so etwas nur gern essen konnte und hielt mich später hauptsächlich an trockene Marmorkuchen, weil die vom Gefühl her noch einigermaßen gingen. Umgekehrt gab es auch Nahrungsmittel, die mir zunächst weniger gut schmeckten, mit denen mein Körper sich aber schlagartig großartig fühlte. Da sich dieses gute Körpergefühl mit dem Geschmack verband, schmeckten mir diese Nahrungsmittel dann auch immer

besser. Der Idealfall war natürlich, dass es mir schmeckte und gleichzeitig auch guttat!
Später, als ich feststellte, dass andere diese Wahrnehmung nicht hatten, dachte ich, das sei etwas Magisches oder eine Art von Energiefühligkeit. Als ich mich im Rahmen der Recherchen für dieses Buch mit der neuesten Forschung beschäftigte, wurde mir klar, um was es sich dabei tatsächlich handelt - ich habe anscheinend eine gute Verbindung zwischen Darm und Hirn[1] und kann deswegen klar und deutlich wahrnehmen, was mein Darm zu alldem meint, was ich so esse. Das hat es mir stets sehr leicht gemacht mich gesund zu ernähren, denn der Geschmack ist schnell vorbei, während dieses fürchterliche Gefühl, das mein Darm mir zurückmeldet, Stunden dauert! Diese Fähigkeit ist mir auch beim Ausprobieren der vielen Tipps, die ich in der Literatur zu diesem Buch gefunden habe, zugutegekommen. Denn ich merkte immer sehr rasch, ob etwas in die richtige Richtung geht oder nach meinem Empfinden eben nicht. In meiner Arbeit mit Hochsensiblen begegnen mir übrigens immer wieder Menschen, die auch ein solches Gefühl für Nahrung haben. Eine deutliche Wahrnehmung der Signale aus dem Darmhirn scheint unter Hochsensiblen öfter vorzukommen.

Da meine Eltern ab den 1970er Jahren sehr auf eine kalorienarme Ernährung achteten, wusste ich schon mit zehn Jahren bei allen wichtigen Grundnahrungsmitteln, wie viel Kalorien sie enthalten, wie der Kohlenhydrat-, Fett- und Eiweißanteil ist. Bei uns gab es viel Steak mit Salat und das Ganze fast ohne Fett, weil man damals glaubte, Fett sei an allem schuld. Mir trieb diese Ernährungsweise oft die Tränen in die Augen, weil ich mich damit schrecklich fühlte. Mein Onkel ernährte sich makrobiotisch, und ich war sehr fasziniert davon, wenn ich bei ihm und meiner Tante zu Besuch war. In den 1980er Jahren wurde

1 Hasler 2019

unsere Familie von der Vollwertkost-Welle erfasst - man aß Vollkorn, den legendären Frischkornbrei aus roh geschrotetem Getreide, der einfach sagenhaft unbekömmlich war, doch das war uns egal. Alle Gemüse wurden mit Schale verzehrt - selbst Kartoffeln - und so viel wie möglich roh. Irgendwann hatte ich einen Blähbauch, der wirklich unangenehm wurde, und konnte das in dieser Form nicht weiterführen, so "gesund" es auch sein mochte. Da las ich in vollwertkritischen Büchern, dass in der Schale der Gemüse genau die Stoffe stecken, die die Pflanze vor Fressfeinden schützen. Und in biologisch angebautem Gemüse erst recht, denn das muss sich selbst schützen, weil es weniger gespritzt wird![2] Von da an schälte ich meine Karotten und Kartoffeln wieder und es ging mir besser.

Meine vegetarische Vollwert-Phase war genau zu der Zeit, als ich meine erste Studentinnenbude bezog. Seltsamerweise ging es mir trotz all dieser "gesunden" Ernährung immer noch nicht wirklich gut und meine Suche ging weiter. Ich ging zwei Jahre lang auf eine Heilpraktikerschule und hatte dort hervorragenden Unterricht in Anatomie und Physiologie. Da es damals noch kein Internet gab, wurde der Pschyrembel, das wichtigste medizinische Wörterbuch, für viele Jahre zu meinem ständigen Begleiter. Zum Glück, denn da ich zu dieser Zeit lernte die medizinische Fachsprache zu verstehen, kann ich heute all die interessanten wissenschaftlichen Studien und Dissertationen zum Thema gut lesen. Da meine Heilpraktikerschule viel Wert auf eine ganzheitliche Sicht legte, erfuhr ich eine Menge darüber, wie unsere Organsysteme zusammenhängen. Das war für mich unglaublich faszinierend und ich verstand meinen Körper immer besser.

Doch aus meinem Ziel, Heilpraktikerin zu werden, wurde dann leider doch nichts. Ich bemerkte schon während der Ausbildung, dass

2 Pollmer 1996

es mich zu viel Kraft kostete mit kranken Menschen zu arbeiten. Heute weiß ich, dass dies meiner Art von Hochsensibilität geschuldet ist - meine Energie reicht für die Arbeit mit gesundheitlich angeschlagenen Menschen einfach nicht aus. Daher schlug ich einen anderen Weg ein und machte mich als Gesangslehrerin selbstständig. Das war eine gute Idee - ich konnte dort vieles, was ich an der Heilpraktikerschule an Zusammenhängen gelernt hatte, einbringen und den Menschen zu einer besseren Stimme verhelfen. Außerdem machte ich hier meine ersten Erfahrungen als Coach, denn Stimme und Persönlichkeitsentwicklung hängen sehr eng zusammen. Meine Kenntnisse aus der Heilpraktiker-Ausbildung setzte ich konsequent zur Heilung meiner eigenen Erkrankungen und der meiner Freunde und Familie ein. Da mir dabei stets etwas neues begegnete, bildete ich mich in dieser Hinsicht ständig weiter. Aber auch zu dieser Zeit fühlte ich mich körperlich noch immer nicht richtig gesund und unsere Ernährungsexperimente gingen weiter. Zwei Jahre makrobiotisch-vegane Ernährung endeten im Desaster - damals wusste ich nicht, dass ich eine Histamin-Intoleranz habe. Miso und Tamari aus fermentiertem Soja, die wir in dieser Zeit reichlich verspeisten, sind wahre Histamin-Bomben. Also aß ich wieder Fleisch, womit ich zwar nicht wirklich glücklich war, was mein aufgepeitschtes Immunsystem aber spürbar beruhigte.

Nach dem Tod meines ersten Mannes war es mir zu unsicher, weiter ohne solide Ausbildung als Gesangslehrerin zu arbeiten. Ich begann ein Studium in der nächstgelegenen Stadt und belegte die Fächer Musikwissenschaft, Philosophie und Kunstgeschichte. Später bekam ich die Chance, in Kunstgeschichte zu promovieren und lernte das wissenschaftliche Handwerk von der Pike auf. Das vegetarische Menu in der Mensa ließ ich meist links liegen, da es mir zu kohlenhydratlastig erschien und ich mich danach schlecht fühlte. Oft aß ich das ganz normale Menu mit einer kleinen Portion Fleisch, einer Beilage, viel Gemüse und etwas Obst zum Nachtisch. Auch dem reichhaltigen Salatbuffet stattete ich regelmäßig Besuche ab. Körperlich ging es mir in dieser Zeit relativ gut. Mein Gehirn lief zu voller Form auf, das Lernen fiel mir leicht, ich hatte meinen Doktortitel schnell und konnte mir danach gleich eine Selbstständigkeit mit interessanten Projekten im Bereich Kunstgeschichte aufbauen. Nur hatte ich in dieser Zeit viel mit rheumatischen Beschwerden zu kämpfen und humpelte oft, weil mir die Achillessehnen weh taten. Dies war wohl meinem Fleischkonsum geschuldet.

Später befasste ich mich mit dem Thema Massentierhaltung und war so entsetzt davon, dass ich mich dazu entschied, mich doch wieder vegan zu ernähren, diesmal aber ohne Makrobiotik. Ich hatte nie ein Problem damit, dass ein Tier sterben muss, damit ich lebe. Das halte ich für absolut natürlich - alle Lebewesen hängen voneinander ab und sind immer auch Futter für andere. Doch die ganze Tierquälerei, die wir Menschen den Tieren antun und deren Ausbeutung finde ich einfach inakzeptabel. Da ich nie gern Fleisch und Milchprodukte gegessen hatte, fiel es mir leicht darauf zu verzichten.

Beruflich geriet ich mit Mitte vierzig an einen Scheideweg. Die interessanten Projekte, die sich im Bereich Kunstgeschichte von allein ergeben hatten, kamen zum Abschluss. Jetzt stand ich vor der Wahl, entweder neue Aufträge zu akquirieren oder mit etwas Neuem zu beginnen. Da ich in meinen Projekten immer auch Beraterin und Streitschlichterin gewesen war, entschied ich mich für einen Aufbaustudiengang in Mediation. Das machte mir dann so viel Freude, dass ich noch zwei Coaching-Ausbildungen anhängte. In der Folge wurde es dann immer weniger Kunstgeschichte und immer mehr Coaching, bis ich mich 2014 dazu entschieden habe, mich ganz den hochsensiblen

Menschen zu widmen und meinen Blog auf www.hochsensibelsein.de zu starten.
In meiner Arbeit mit hochsensiblen Menschen wurde mir aufgrund meiner naturheilkundlich-ganzheitlichen Sichtweise schnell klar, dass es sich hier nicht um ein rein psychisches Phänomen handelte, sondern dass man das Nervensystem hochsensibler Menschen auch von der Ernährung und der Nahrungsergänzung her aufbauen musste. Die meisten meiner Klient*innen waren nämlich schon so geschwächt, wenn sie zu mir kamen, dass ihre Gehirne Impulse auf der mentalen Ebene kaum noch umsetzen konnten. In diesen Jahren entwickelte ich meine 3-Schritte-Kur, mit deren Hilfe Hochsensible ihr Nervensystem von Grund auf regenerieren können. 2019 ist dann mein Buch "Nahrungsergänzung für hochsensible Menschen - wie du die Reizschwelle deiner Nerven in 3 Schritten erhöhst und dich im Alltag deutlich leistungsfähiger fühlst" erschienen, um diese 3-Schritte-Kur allen Hochsensiblen im deutschsprachigen Raum zugänglich zu machen. Dabei konnte ich auf meine Ressourcen, dass ich einerseits die medizinische Fachsprache gut verstehe und deshalb leicht Doktorarbeiten, wissenschaftliche Studien etc. lesen kann und andererseits in meinem Studium wissenschaftliches Arbeiten von der Pike auf gelernt hatte, zurückgreifen.
Die Resonanz auf dieses erste Buch war groß. Da ich darin auch ansatzweise schon Ernährungstipps gegeben hatte, kam schnell die Frage meiner Leser*innen auf, wann ich endlich ein Buch über Ernährung für Hochsensible schreiben würde. Das fand ich eine richtig gute Idee. Denn vieles von dem, was ich wusste, hatte im ersten Buch einfach keinen Platz gefunden. Ich machte mich bald an die Arbeit und das Resultat hältst du, liebe*r Leser*in, jetzt in Händen.

Vier Gründe, warum ein Ernährungsbuch für Hochsensible Sinn macht.

Die Frage, warum ich ein Ernährungsbuch eigens für Hochsensible schreibe, ist durchaus berechtigt. Denn im Grunde genommen sind wir Hochsensible ja Menschen wie alle anderen auch und benötigen die gleichen essenziellen Nährstoffe. Doch aufgrund von genetischen Besonderheiten arbeitet das Nervensystem hochsensibler Menschen ein wenig anders. Es bildet mehr Botenstoffe. Dadurch ist es insgesamt aktiver. Die Reizschwelle sinkt, es werden mehr Informationen aufgenommen, die andere Menschen einfach herausfiltern und sich dann nicht weiter damit befassen müssen. Hochsensible haben dadurch den Vorteil, dass sie mehr mitbekommen und mehr wissen. So gesehen ist Hochsensibilität ganz klar eine Gabe - wir nehmen mehr wahr und denken nachhaltiger. Aber genau das ist auch eine Herausforderung, denn: Ein Mehr an Information und deren gründlichere Verarbeitung erfordert auch ein Mehr an Energie und Nährstoffen! Da die Energieversorgung des Gehirns genau gleich wie beim Bevölkerungsdurchschnitt funktioniert, kommt es bei Hochsensiblen schnell zu einem Ungleichgewicht und die Energieversorgung reißt ab.

Wenn das passiert, geraten wir in den gefürchteten Zustand der Reizüberflutung. Während Hochsensible also qualitativ leistungsfähiger als andere sind, d.h. sie können oft Dinge, die andere nicht hinbekommen, sind sie aufgrund dieses Ungleichgewichts quantitativ weniger leistungsfähig, d.h. sie benötigen mehr Pausen, sind schneller von Nährstoffmangel betroffen etc. Der erste Grund, warum ein Ernährungsbuch eigens für hochsensible Menschen Sinn macht, ist demnach, dass Hochsensible eine Ernährung brauchen, die auf das Gehirn und das Nervensystem hin optimiert ist. Denn das ist unsere Achillesferse.

Wenn es uns gelingt optimale Bedingungen für unser Gehirn zu schaffen, werden wir sehr viel mehr von unserer Gabe profitieren und sehr viel weniger Probleme damit haben. Das weiß ich aus eigener Erfahrung und habe es auch immer wieder bei meinen Klient*innen erlebt, denen ich mein Wissen weiter gegeben habe.

Der zweite Grund, warum ich ein Ernährungsbuch speziell für Hochsensible geschrieben habe, ist, weil es unter ihnen überdurchschnittlich viele Vegetarier*innen und Veganer*innen gibt. Das liegt an der hohen Fähigkeit zur Empathie mit allen Lebewesen. Wie man an meiner eigenen Geschichte sieht, ist es relativ einfach sein Gehirn gut zu versorgen, wenn man Fleisch isst. Doch wenn man keines isst, kann es für unser Gehirn eng werden. Deswegen werde ich in diesem Buch eine gehirngesunde Ernährungsweise vorstellen, die man auch vegetarisch und vegan umsetzen kann, wenn man das möchte.

Der dritte Grund für ein Ernährungsbuch für Hochsensible liegt darin, dass wir ja nicht nur psychisch sehr empfindsam sind, sondern dass sich Hochsensibilität auf den ganzen Körper auswirkt. Deswegen leiden viele Hochsensible auch unter Unverträglichkeiten.

Die drei Hauptverdächtigen für solche Nahrungsmittelunverträglichkeiten sind Histamin, Gluten und Milchprodukte. In diesem Buch werde ich auf diese drei Punkte genauer eingehen, Wege aufzeigen, wie man solche Unverträglichkeiten erkennt und was dann zu tun ist. Es gibt zwar auch einen kleinen Rezeptteil am Ende dieses Buches, der aber mehr dazu dient eine Vorstellung davon zu geben, wie man das Gelernte konkret umsetzen kann. Die Rezepte dort lassen sich leicht abwandeln und umbauen, denn feste Rezepturen werden individuellen Bedürfnissen einfach nicht gerecht. Deswegen lässt die gehirnoptimierte Ernährungsweise in diesem Buch den Raum, individuell auf bestimmte Vorlieben, Abneigungen und Unverträglichkeiten einzugehen. Du bekommst quasi einen Baukasten an die Hand, der bestimmte wichtige Komponenten aufweist, innerhalb derer du dir aber deine Ernährung individuell so zusammenstellen kannst, dass sie dir schmeckt und dass du sie optimal verträgst.

Der vierte und letzte Grund für ein eigenes Ernährungsbuch für Hochsensible liegt in unserer besonderen Gabe nachhaltig zu denken. Hochsensible haben ein Bedürfnis nach einer nachhaltigen Ernährung, denn sie wollen keinen riesigen ökologischen Fußabdruck hinterlassen. Wenn ich in vielen Ernährungsbüchern lese, man solle zweimal pro Woche Seefisch und nur Fleisch und Milchprodukte von Weidetieren essen, frage ich mich ernsthaft, wie man denn die Weltbevölkerung so ernähren soll. Die Meere sind bereits stark überfischt und Weideland für so viele Tiere gibt es schlichtweg nicht, außer man holzt noch mehr Regenwald ab. Mit derartigen Empfehlungen wird gesundes Essen auf lange Sicht zum Klima-Killer und zum Ego-Trip für wenige Wohlhabende. Deswegen sollte eine Ernährung für Hochsensible so aufgebaut sein, dass man damit auch wirklich alle ernähren kann.

Zusammenfassung:

Die vier Gründe, warum ein Ernährungsbuch eigens für Hochsensible Sinn macht, sind:

1. Da die Achillesferse hochsensibler Menschen in der hohen Aktivität des Gehirns liegt, benötigen sie eine gehirngesunde Ernährung.
2. Weil es unter Hochsensiblen viele Veganer*innen und Vegetarier*innen gibt und sie auch sonst zu einem niedrigen Fleischkonsum neigen, muss diese gehirnoptimierte Ernährung auch für diese Menschen umsetzbar sein. Das gibt es bisher noch nicht.
3. Hochsensibilität bezieht sich nicht allein auf die Psyche, sondern manifestiert sich auch körperlich. Eine gesunde Ernährung für Hochsensible muss deswegen flexibel genug sein, um unterschiedlichen Vorlieben und Abneigungen und Unverträglichkeiten gerecht zu werden.
4. Hochsensible denken vorausschauender und haben deshalb das Bedürfnis sich nicht nur für sich selbst gesund zu ernähren, sondern auch dem Nachhaltigkeitsgedanken gerecht zu werden.

Zwei Komponenten einer guten Ernährung oder Was ist eigentlich gesund?

Am Anfang eines solchen Buchs muss natürlich die Frage stehen, was eine gesunde Ernährung überhaupt ist. Die Verwirrung ist groß, es gibt eine Unmenge an Ernährungsratschlägen und Ernährungs-Ideologien, die teils extrem widersprüchlich sind: z.B. Rohkost, Vollwertkost, Paleo, Ayurveda, Makrobiotik, TCM (Traditionelle Chinesische Medizin) u.v.m. Ich spreche hier bewusst von Ideologien, denn diese Richtungen versprechen einfache Lösungen, die es in Wirklichkeit so nicht gibt. Als Rohköstler beispielsweise darf man einfach alles essen, was roh ist und schon wird man gesund. Wenn man sich dann die Rezepte, die in der Szene kursieren, ansieht, rollt es einem sprichwörtlich die Fußnägel hoch. Denn z.B. auch Trockenfrüchte gelten als Rohkost. Da gibt es dann Süßigkeiten, die aus Trockenfrüchten hergestellt werden, z.B. Dattelschokolade und Rohkost-Torten, die einen enormen glykämischen Index aufweisen und sicher alles andere als gesund sind. Aber es ist ja Rohkost. Die TCM-Ernährung hingegen rät von Rohkost ab, weil sie das "Verdauungsfeuer" löscht, weswegen man überwiegend gekochte Nahrung zu sich nehmen sollte - adieu all ihr guten Vitamine. In der Paleo-Diät geht man davon aus, dass man sich wie ein Urmensch ernähren sollte, also mit viel rotem Fleisch und Gemüse. Gemüsesorten, die es in der Steinzeit noch nicht gab, werden abgelehnt. Dabei hat es all unsere heutigen Gemüsesorten damals nicht gegeben. Sie sind allesamt Züchtungen, die erst später, als wir sesshaft wurden und Ackerbau betrieben haben, entstanden sind. Und es gibt noch einen weiteren Irrtum der Paleo-Diät: Sie ahmt nämlich die Ernährung der Neandertaler nach, die sich tatsächlich bis zu 100% von

Fleisch ernährt haben. Dabei haben sich die Neandertaler von ganz anderem Fleisch ernährt, u.a. von Wölfen und Hyänen, Tieren, die wild gelebt haben und aufgrund ihrer artgerechten Ernährung einen hohen Nährstoffgehalt hatten. Aber selbst wenn man sich heute von solchem Fleisch ernähren würde, sind die Neandertaler eben nicht unsere Vorfahren. Sie sind ausgestorben. Sicher war ihr Stoffwechsel an diesen hohen Konsum von rotem Fleisch angepasst. Unsere Vorfahren kamen aber vom Meer und waren keine Jäger, sondern Fischer und Sammler. Das erklärt, warum es immer mehr Studien gibt, die zeigen, dass rotes Fleisch in großen Mengen unserer Gesundheit abträglich ist. Es ließen sich noch viele weitere Beispiele für Ernährungs-Ideologien und ihre Widersprüche anfügen. Auch wenn es bequem scheint sich auf eine solche Ernährungs-Ideologie einzulassen, weil man dann ein festes Schema F hat, dem man einfach nur noch zu folgen braucht, bringt das alles keine wirkliche Klarheit. Es bleibt die Frage, was eine gute Ernährung wirklich ausmacht.

"Die" richtige Ernährung, die für alle Menschen gilt, gibt es nicht. Grundsätzlich ist der Mensch ein Omnivore, d.h. ein Allesfresser, der von der Arktis bis in die Tropen überleben kann und sich jeweils von dem ernährt, was er dort vorfindet. Außerdem gibt es genetische Unterschiede, die zu verschiedenen Vorlieben und Abneigungen, Verträglichkeiten und Unverträglichkeiten führen. Und in dieser Hinsicht sollte man tunlichst auf seinen Körper hören. Ein gutes Beispiel, das ich in der Literatur gefunden habe, ist das von Herrn Maier.[3] Er pflegt schon seit Ende der 1970er Jahre einen Lebensstil, den wir landläufig als "gesund" bezeichnen würden. So trinkt er keinen Alkohol, treibt regelmäßig Sport und nimmt keinerlei Medikamente. Sein Essen bezieht er überwiegend aus ökologischer Landwirtschaft, legt Wert auf

3 Frankenbach 2014, Pos. 143-158

Vollkornbrot und Rohkost und isst wenig Fleisch. Äpfel verzehrt er mehrmals täglich ungeschält, weil sich direkt unter der Schale angeblich die meisten Vitalstoffe befinden. Als Herr Maier wegen eines umgeknickten Knöchels beim Hausarzt ist, macht dieser, weil Herr Maier schon einmal da ist, auch gleich ein Blutbild. Es zeigt sich, dass Herr Maier erhöhte Leberwerte hat, obwohl er weder Alkohol noch Medikamente nimmt. Ein erster Tastbefund und auch die folgende Ultraschalluntersuchung ergeben eine Vergrößerung der Leber, sodass der Hausarzt Herrn Maier zu einer Gewebeentnahme in die Uniklinik überweist. Dort wird eine Fettleber diagnostiziert. Über die Ursache herrscht lange Unklarheit, bis sich herausstellt, dass es sich bei dem in der Leber abgelagertem Fett um Apfelwachs handelt, also das Fett, das die Apfelschale natürlicherweise bildet, um das Fruchtfleisch vor Austrocknung zu schützen. Als man Herrn Maier daraufhin auf seine Ernährungsgewohnheiten anspricht, berichtet er über seine Vollwertorientierung und von seinem jahrzehntelangen reichhaltigen Apfelkonsum. Auf die Frage, wie die Äpfel ihm denn bekommen seien, antwortet Herr Maier, dass die Äpfel oft noch den ganzen Tag mit ihm "gesprochen" hätten - sie seien ihm, obwohl sie doch so "gesund" seien, ausgesprochen schlecht bekommen. An diesem Punkt kommt den Ärzten und Herrn Maier ein Verdacht: Womöglich hat Herrn Maiers Körper ihm all die Jahre versucht, zu signalisieren, dass er die Äpfel mit Schale nicht verträgt und Herr Maier hätte gut daran getan darauf zu hören.

Dieses Beispiel veranschaulicht sehr deutlich, dass uns Ernährungs-Ideologien nicht weiterbringen. Eine richtig gute Ernährung besteht immer aus zwei Komponenten. Natürlich "wissen" wir auf der einen Seite, dass bestimmte Nahrungsmittel grundsätzlich gesund sind, bestimmte andere hingegen grundsätzlich nicht. Aber sogar das schwankt je nach Stand der Wissenschaft. So wurde beispielsweise ab dem Ende der 1950er Jahre Fett für die Entstehung von Übergewicht, Arteriosklerose und Herzinfarkt verantwortlich gemacht und eine kohlenhydratreiche, fettarme Ernährung empfohlen. Heute weiß man, dass es genau umgekehrt ist - Kohlenhydrate und insbesondere Zucker sind die Hauptursache von Übergewicht und koronaren Herzerkrankungen, während uns die richtigen Fette davor bewahren. So ist selbst diese scheinbar objektivierbare Komponente der Ernährung Schwankungen unterworfen, auch wenn es natürlich eine solche objektivierbare Komponente gibt. So ist das, was ich in diesem Buch als objektivierbare Komponente wiedergebe, dem derzeitigen wissenschaftlichen Forschungsstand geschuldet und kann in zehn Jahren schon wieder etwas anders aussehen.

Die zweite Komponente, die man für eine gute Ernährung braucht, ist immer eine individuelle. Es gibt genetisch bedingt verschiedene Ernährungstypen (dazu später mehr), bestimmte individuelle Abneigungen und Unverträglichkeiten. Diese sollten bei einer guten Ernährung unbedingt berücksichtigt werden. Wie wichtig das ist, veranschaulicht das Beispiel von Herrn Maier sehr gut: Er hielt sich an das, was in den 1980er Jahren die objektivierbare Komponente darstellte, nämlich die Vollwertkost, bei der man alles mit Schale isst, sogar Kartoffeln. Dass Äpfel grundsätzlich ein gesundes Nahrungsmittel sind, darüber sind wir uns sicher alle einig, das ist auch in wissenschaftlichen Studien immer wieder belegt worden. Doch Herr Maier ignorierte die zweite, die individuelle Komponente. Sein Körper hatte verzweifelt versucht ihm mitzuteilen, dass er mit dem Apfelwachs nicht zurechtkam. Und obwohl Äpfel mit Schale eigentlich "so gesund" sind, hat das Apfelwachs, das er nicht verstoffwechseln konnte, ihm langfristig eine Fettleber beschert. Für ihn wären also geschälte Äpfel wesentlich gesünder gewesen. Jetzt könnte man gerade als hochsensibler Mensch meinen, dass man dann doch lieber einfach nur intuitiv essen sollte, denn in Intuition sind wir richtig gut. Doch auch das hat bestimmte Tücken. Natürlich verfügen wir über eine somatische Intelligenz aus unserem Körper heraus, die wir auch trainieren und ausbauen können. Doch nicht alle Signale, die uns der Körper sendet, führen uns in die richtige Richtung. Denn bestimmte Nahrungsmittel waren in der Urzeit sehr knapp. Wenn wir diese gefunden haben, linderte das unsere Sorge ums Überleben. Dies ist der Grund, warum Fett, Zucker und Salz einen großen Einfluss auf unsere Stimmung nehmen. So entscheiden wir uns meist eben nicht für Chips, Schokolade oder Kuchen, weil unsere Stoffwechsellage danach verlangen würde, sondern weil wir durch sie eine Verbesserung unserer Stimmung erreichen können.[4] Das Beispiel von Herrn Maier zeigt uns, wie wichtig es ist, auf unsere Intuition zu hören. Doch wenn wir uns in Zeiten, in denen es an jeder Ecke Kuchen, Süßigkeiten, Chips und Salami zu kaufen gibt, von steinzeitlichen Überlebenstrieben leiten lassen, landen wir genau bei der Ursache unserer heutigen Zivilisationserkrankungen: Bei viel zu viel Zucker, dem falschen Fett und viel zu wenig Gemüse und gesunden Fetten, insgesamt also einer kalorienreichen, aber nährstoffarmen Ernährung, die uns gleichzeitig übergewichtig macht und dabei doch unser Gehirn verhungern lässt.Das Baukastensystem, das ich in diesem Buch zur Verfügung stelle, beruht auf zwei Säulen: Erstens darauf, was nach heutigem Forschungsstand objektiv gesund ist und den Bedürfnissen des Gehirns optimal entspricht. Diese objektive Komponente werde ich dir in Teil 2 vorstellen. Daraus kannst du dir dann jeweils die Nahrungsmittel aussuchen, die dir bekommen, die du magst, die dir schmecken. Doch um diese klugen individuel-

4 Frankenbach 2014, Pos. 2028-2035

len Entscheidungen treffen zu können, brauchst du eine zweite Säule, nämlich einen theoretischen Hintergrund, der Dir vermittelt, wann du auf deine inneren Eingebungen hören kannst und wann sie dich in die Irre treiben, was du für ein Ernährungstyp bist, was dir wirklich bekommt, wo du eventuell bestimmte Nahrungsmittelunverträglichkeiten hast und wie du diese erkennst. Diesen theoretischen Hintergrund möchte ich dir im ersten Teil meines Buches vermitteln. Auch wenn die Versuchung besteht, gleich zu Teil 2, mitten in die Praxis, zu springen, möchte ich dich trotzdem bitten, erst den Teil 1 aufmerksam zu lesen. Denn nur wenn du weißt, was ich dir hier vermittle, kannst du deine Ernährung erfolgreich umstellen und optimieren.

Zusammenfassung:

- „Die" gesunde Ernährung, die auf jeden passt, gibt es nicht, dafür sind wir genetisch einfach zu unterschiedlich; vereinfachende Ernährungsideologien bringen uns deshalb nicht zum Ziel
- Eine wirklich gesunde Ernährung muss sowohl individuelle Vorlieben, Abneigungen und Unverträglichkeiten als auch die Palette des objektiv Gesunden berücksichtigen
- Intuitiv essen allein führt uns aber auf die falsche Fährte, weil unser steinzeitliches Erbe uns dann zu viel Fett und Zucker beschert, Nahrungsmittel, die schlecht für uns sind, aber einen psychischen Effekt auf uns haben
- Es ist also wichtig für uns einen theoretischen Hintergrund zu haben, der uns dabei hilft, herauszufinden, was wirklich gut für uns ist

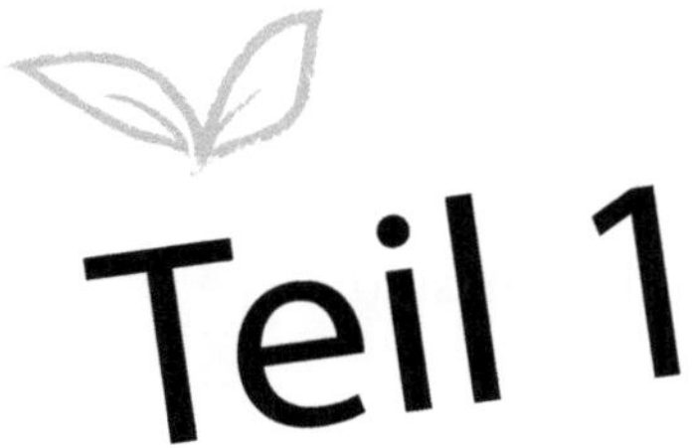

Teil 1

Die subjektive Komponente der gesunden Ernährung – deine individuellen Bedürfnisse

Drei Faktoren einer gehirngerechten Ernährung

Die Achillesferse hochsensibler Menschen ist, wie oben beschrieben, das Nervensystem, da es aufgrund seiner genetisch bedingten erhöhten Hirnaktivität ständig in Gefahr ist, in vielerlei Hinsicht gestresst zu sein. Die drei wichtigsten Faktoren, die die Arbeit unseres Gehirns und damit unser Wohlbefinden (nicht nur als hochsensible Menschen) unmittelbar beeinflussen, sind:

1. Wie gut unsere Mitochondrien, die kleinen Kraftwerke in den Zellen, arbeiten und Energie bereitstellen
2. Wie hoch unsere Neurogenese-Rate ist, das heißt, wie gut das Gehirn in der Lage ist sich zu regenerieren
3. Entzündungsgeschehen: Unser Gehirn ist sehr anfällig für entzündliche Vorgänge, die wir aber nicht bemerken, da es selbst nicht schmerzempfindlich ist

In den folgenden beiden Unterkapiteln werde ich auf diese Zusammenhänge genauer eingehen, damit du einen Überblick bekommst, worauf es bei einer gehirngerechten Ernährung besonders ankommt. Dabei habe ich die Neurogenese-Rate und das Entzündungsgeschehen zu einem Kapitel zusammengefasst, weil es einen engen Zusammenhang gibt und das eine nicht ohne das andere gesehen werden kann.

Faktor Eins
Die Mitochondrien stärken

Das Nervensystem hochsensibler Menschen weist genetisch bedingt einige Besonderheiten auf. Im Wesentlichen lassen sich diese darauf reduzieren, dass Hochsensible mehr Botenstoffe bilden. Während die Reize innerhalb einer Nervenzelle als elektrische Impulse weitergeleitet werden, findet die Übertragung eines Reizes zwischen zwei Nervenzellen auf chemischem Wege statt. An der Synapse, dem Ort, wo eine Nervenzelle sich mit einer anderen verknüpft, wird der elektrische Impuls in einen chemischen umgewandelt, d.h. es werden Botenstoffe gebildet. Diese wandern dann innerhalb des synaptischen Spaltes zur gegenüberliegenden Nervenzelle und werden dort wieder in einen elektrischen Impuls umgewandelt. Je mehr Botenstoffe gebildet werden, desto stärker ist der elektrische Impuls, je stärker der elektrische Impuls, desto mehr Botenstoffe werden gebildet. Ein Mehr an Botenstoffen führt automatisch auch zu einem Mehr an Gehirnaktivität. Dies ist genau der Grund, warum hochsensible Menschen eine erniedrigte Reizschwelle aufweisen, dadurch mehr Reize aufnehmen, mehr fühlen und nachhaltiger denken. Hier verfügen wir über besondere Stärken.

Doch es gibt einen Nachteil dabei: Wenn das Gehirn hochsensibler Menschen aktiver ist, verbraucht es auch mehr Energie. Diese Energie wird von den Mitochondrien, kleine Zellorganellen, die sich in großer Zahl in allen Körperzellen finden, erzeugt. Die Mitochondrien sind sozusagen die Kraftwerke unserer Zellen. Hochsensible Menschen haben aber weder mehr noch leistungsfähigere Mitochondrien als alle anderen auch. Das heißt, dass unsere Energieversorgung aufgrund der erhöhten Gehirnaktivität leichter abreißt. Wenn das der Fall ist, leiden wir unter Reizüberflutung - unser Gehirn kann in diesen Momenten nicht mehr richtig arbeiten, wir können nicht mehr klar denken und brauchen dringend eine Pause. Eine gehirngerechte Ernährung muss also unbedingt die Mitochondrien stärken.[5]

Diese ganz besonderen Zell-Organellen haben auch eine ganz besondere Geschichte: Vor etwa 1,5 Milliarden Jahren war die Luft auf unserer Erde nämlich voll von einem für die damaligen Organismen giftigen Gas - dem Sauerstoff. Es gab jedoch ein paar besonders widerstandsfähige Bakterienarten, die lernten, den Sauerstoff zur Energiegewinnung einzusetzen, indem sie daraus eine Substanz gewannen, die wir heute Adenosintriphosphat (ATP) nennen. Eine dieser Bakterienarten wurde schließlich in einer anderen Zellenart eingeschlossen. Diese zusammengesetzten Zellen entwickelten sich gemeinsam weiter und bildeten die Grundlage für die Entstehung von Tieren und Menschen. Mitochondrien sind also eine uralte Bakterienart, die noch heute in unseren Zellen lebt und dort ATP herstellt - die Energie, die unsere Zellen für ihre Aktivität benötigen. Eine durchschnittliche menschliche Zelle enthält zwischen 1000 und 2000 Mitochondrien. In Geweben, die mehr Energie verbrauchen, wie z.B. im Gehirn, in der Netzhaut und im Herzen, enthalten die Zellen etwa 10.000 Mitochondrien. Im menschlichen Körper befinden sich also mehrere Billiarden an Mitochondrien - das ist mehr als sich Bakterien in unserem Darm befinden! Unser gesamtes Atmungssystem existiert nur, um die Mitochondrien mit Sauerstoff zu versorgen, damit sie ATP und damit die Energie, die uns am Leben erhält, produzieren können. Je effizienter unsere Mitochondrien arbeiten, umso höher ist auch unsere geistige Leistung, umso mehr schaffen wir und desto besser fühlen wir uns dabei.Die zusätzlichen Mitochondrien im Gehirn benötigen jede Menge Sauerstoff, um ATP zu erzeugen, weshalb das Gehirn stets vor

5 Kern 2019, S. 11-17

dem restlichen Körper anfängt, unter einem Energiemangel zu leiden, wenn die Mitochondrien nicht effizient arbeiten. Kommt es bei den Nervenzellen zu Problemen mit der Energieversorgung, haben wir kognitive Beeinträchtigungen und fühlen uns benebelt. Können Muskelzellen keine Energie produzieren, kommt es zu Symptomen wie Fibromyalgie und dem chronischen Erschöpfungssyndrom. Haben die Zellen der Darmschleimhaut Energieprobleme, sind Leaky-Gut und Autoimmunerkrankungen die Folge.

Alle wichtigen Systeme des Körpers verlassen sich auf die Arbeit der Mitochondrien. Wir sollten und wir können einiges tun, um unsere vorhandenen Mitochondrien bei ihrer Arbeit zu unterstützen.[6] Damit unsere Mitochondrien effizient Energie bereitstellen und sich selbst reparieren können, müssen sie mit den hochwertigsten Nahrungsmitteln gefüttert werden. Die richtige Nährstoffzufuhr ist eine der einfachsten und schnellsten Methoden, um die mitochondriale Funktion zu steigern. Wenn du deinen Körper mit der richtigen Nahrung versorgst, werden nicht nur deine Mitochondrien wieder munter, sondern auch du![7] Welche Nährstoffe für die Mitochondrien besonders wichtig sind, erfährst du in Teil 2 dieses Buches, insbesondere im Kapitel über Gemüse und Obst. Wenn du jetzt schon etwas tun möchtest, achte darauf, mindestens 500 Gramm, besser 800 Gramm, Gemüse und Obst täglich zu verzehren.

---

6 Asprey 2018, S. 43-47

7 Asprey 2018, S. 59

Faktor Zwei und Drei: Entzündungen hemmen und die Neurogenese-Rate fördern

Weil hochsensible Menschen mehr Reize aufnehmen, sie intensiver verarbeiten und dabei mehr Energie verbrauchen, geraten wir leichter in Zustände der Überstimulation und sind damit stressanfälliger als der Bevölkerungsdurchschnitt. Stress wirkt sich sowohl negativ auf die Aktivität der Mitochondrien als auch auf die Neurogenese-Rate aus. Neurogenese heißt, dass das menschliche Gehirn ein Leben lang neue Nervenzellen produziert. Dieser Prozess wurde erst vor wenigen Jahren entdeckt und ist ganz entscheidend für unser Wohlbefinden. Verlangsamt er sich oder kommt er gar ganz zum Erliegen, drohen Burnout und Depression. Deswegen muss unsere Ernährung auch unbedingt förderlich für die Neurogenese-Rate sein.

In den letzten Jahren gab es vier neurowissenschaftliche Erkenntnisse, die das Bild unseres Gehirns stark verändert haben und zu einem regelrechten Paradigmenwechsel geführt haben:

1. Bis in die späten 1990er Jahre glaubte man, das Gehirn würde die Neubildung von Nervenzellen mit dem Erwachsenwerden einstellen. Heute weiß man, dass in Wirklichkeit bis ans Lebensende ständig neue Nervenzellen gebildet werden. Diesen Prozess nennt man Neurogenese. Durch sie kann das Gehirn seine Leistungsfähigkeit bis ins hohe Alter ausbauen und verbessern und dadurch unsere Lebensqualität steigern.
2. Die Neurogenese-Rate ist von Mensch zu Mensch sehr verschieden. Bei manchen läuft sie auf Hochtouren, während andere fünfmal so lange

brauchen, um neue Nervenzellen zu bilden. Eine hohe Neurogenese-Rate lässt uns lebendig, engagiert und offen sein und lässt uns unser Potenzial voll ausschöpfen. Bei einer reduzierten Neurogenese-Rate schrumpft unser Gehirn.

3. Unsere Neurogenese-Rate hat unmittelbaren Einfluss auf unsere Lebensqualität. Folgendes ist wissenschaftlich eindeutig belegt: Ist unsere Neurogenese-Rate hoch, fühlen wir uns ausgesprochen gut. Liegt sie im Normalbereich, fühlen wir uns einigermaßen gut, durchschnittlich eben. Bei einer niedrigen Neurogenese-Rate stellen sich Ängste, Stress, Depressionen, gesundheitliche Beeinträchtigungen, Abwehrschwäche, Gedächtnisprobleme und kognitive Defizite ein. Es geht uns schlecht. Viele Hochsensible leiden genau unter diesen Symptomen, wahrscheinlich, weil wir durch unsere erniedrigte Reizschwelle stressanfälliger sind. Von daher halten wir mit der Steigerung der Neurogenese-Rate einen wichtigen Schlüssel zur Verbesserung der Situation hochsensibler Menschen in der Hand.
4. Wir können unsere Neurogenese-Rate um das Drei- bis Fünffache steigern, unabhängig vom Alter, also auch in mittleren und späten Jahren. Unsere Hirnleistung lässt sich jederzeit auf ein höheres Niveau bringen. Das ist für Hochsensible entscheidend - denn, dass wir eine erniedrigte Reizschwelle haben und mehr Information aufnehmen als der Bevölkerungsdurchschnitt, ist genetisch bedingt. Also bleibt uns nur die Flucht nach vorn, nämlich das, was wir an Reizen aufnehmen, auch schneller zu verarbeiten und so unsere seelische Belastbarkeit zu erhöhen und unsere Stressanfälligkeit zu senken. Dabei haben bestimmte Faktoren in unserer Er-

> nährung und unserem Lebensstil einen weit signifikanteren Einfluss als unsere Gene.[8]

Der wichtigste Gehirnteil für die Neurogenese ist der Hippocampus, ein gekrümmtes Gebilde, das wie eine Mondsichel aussieht. Vom Hippocampus neu gebildete Neuronen brauchen etwa drei bis vier Wochen, um heranzureifen. Danach wandern sie zu den Bereichen, wo sie gebraucht werden, und reihen sich dort in die bestehenden Netzwerke ein. Im Gehirn sind verschiedene Botenstoffe aktiv, um die Neurogenese zu aktivieren. Am besten erforscht ist der sogenannte Wachstumsfaktor BDNF (vom Englischen brain-derived neurotrophic factor), von dem das Hauptsignal zur Aktivierung der Neurogenese auszugehen scheint. Doch die Gesundheit unseres Gehirns hängt nicht nur von der Neurogenese ab, sondern auch davon, wie viele der neuen Nervenzellen überleben. Normalerweise sterben 60-70% von ihnen wieder ab. Der Wachstumsfaktor BDNF aktiviert nicht nur die Neurogenese, sondern sorgt gleichzeitig dafür, dass die neu gebildeten Nervenzellen überleben. Wenn unser Ziel die optimale Vitalität unseres Gehirns ist, um unsere Lebensqualität als hochsensible Menschen zu verbessern, müssen wir nicht nur die Neurogenese ankurbeln, sondern auch die Überlebensrate der neu gebildeten Nervenzellen im Gehirn steigern.[9]

Die Frage ist also, wie wir den BDNF-Spiegel auf gesundheitsförderliche Weise steigern. Hebt man den Spiegel nämlich mit Injektionen künstlich an, führt dies zu einer Beeinträchtigung des Gehirns und der Gedächtnisleistung. Unser Gehirn ist ein komplexes, sich selbst regulierendes System, in dem viele Schutzmechanismen wirken.[10] Es

8 Cortright 2017, Pos. 222-305

9 Cortright 2017, Pos. 921-935

10 Cortright 2017, Pos. 935-942

reagiert eben nicht wie ein Automat, in den man oben eine Münze einwirft und dann das bekommt, was man erwartet. Letztlich kann man den BDNF-Spiegel und damit die Neurogenese nur durch ein ganzheitliches Konzept von Ernährung, körperlicher Stimulation, guten Gefühlen wie z.B. Liebe, geistiger Aktivität und Spiritualität erhöhen.[11] Von all diesen Faktoren ist die Ernährung einer der wichtigsten und vor allem der, der oft am meisten vernachlässigt wird, da momentan nur wenige Experten eine gehirngerechte Ernährung auf dem Schirm haben. Was die Neurogenese betrifft, ist es auch wichtig zu wissen, was neurotoxisch wirkt, das heißt, was für unsere Nervenzellen Gift ist, die Neurogenese verhindert und unserem Gehirn die größten Probleme bereitet.

Dies sind die vier Haupt-Gifte für unsere Nerven:

1. Entzündungen
2. Chronischer Stress
3. Schädigung durch äußere Einwirkungen
4. Deprivation

Zu 1. und 2.: Stress ist einer der wichtigsten Auslöser für Entzündungen, weswegen beides Hand in Hand geht. Entzündungen sind eigentlich eine gesunde Reaktion des Körpers auf Verletzungen oder Infektionen. Hitze, Schwellungen und Rötungen sind Zeichen dafür, dass unsere Selbstschutzmechanismen greifen und unser Körper dabei ist die Eindringlinge abzuwehren. Sobald dies erledigt ist, klingt die Rötung wieder ab. Das Gehirn verfügt über eigene Soldaten, die diese Aufgabe übernehmen, die sogenannten Mikrogliazellen. Sie beseitigen durch Verletzungen oder Infektionen abgestorbene Neuronen.

11 Cortright 2017, Pos.103-168

Doch nach getaner Arbeit wirkt die entzündliche Abwehrreaktion leider meist weiter, was dazu führt, dass gesunde Hirnzellen angegriffen werden. Das Gehirn schrumpft und die Neurogenese vermindert sich. Ein hoher Spiegel von Mikrogliazellen gehört zu den Symptomen neurodegenerativer Erkrankungen wie Alzheimer, Parkinson, Multiple Skrose und ALS. Der Abbau der kognitiven Funktionen im Alter steht in engem Verhältnis zu steige den Entzündungswerten.[12]
Aus diesem Grund ist eine gehirngesunde Ernährung immer eine entzündungshemmde Ernährung.

Folgende Dinge verursachen chronische Entzündungen:

- toxische Chemikalien wie Smog, Pestizide und Quecksilber (z.B. in Fisch)
- Rauchen und Alkohol
- Insulinresistenz und hohe Blutzuckerwerte
- freie Radikale (Oxidantien)
- Fettleibigkeit und zu viel Fett
- chronischer Stress jeglicher Art, sowohl physisch (z.B. durch Schlafentzug, Erkältungen, Zahnfleischerkrankungen etc.) als auch psychisch (z.B. durch innere Unruhe, Angst, Einsamkeit, Depression, Isolation, Streitbeziehungen, übergriffige Beziehungen, Mobbing, Zurückweisung, Arbeitslosigkeit, Armut, Diskriminierung, ständiges Online-Sein, fehlende Auszeiten, Unsicherheiten am Arbeitsplatz oder übergriffige Chefs oder Kollegen)[13]

Wir können also eine Menge tun, um Entzündungen zu verringern:

---

12 Cortright 2017, Pos. 3458-3493

13 Cortright 2017, Pos. 3500-3510

Vermeide oder reduziere Nahrungsmittel und Substanzen, die entzündungsfördernd sind und ernähre dich gehirngesund, so, wie es in diesem Buch beschrieben wird. Reduziere chronischen Stress, mache regelmäßig Pausen (für Hochsensible sind 4 kleine Pausen à fünf Minuten und eine große à 20 Minuten täglich Pflicht!) und gönne dir die Auszeiten, die du brauchst.
Übrigens brauchst du dir wegen kurzfristigem, vorübergehendem Stress keine Sorgen zu machen. Wenn wir unseren Muskeln keinen Stress zumuten, erschlaffen sie, wenn wir unseren Geist nicht fordern, verkümmert er. Wenn wir eine schwierige emotionale Herausforderung angehen, fördert das neue Ressourcen in uns zutage und wir reifen. Guter Stress hilft uns, stärker zu werden, denn wenn er vorüber ist, kehrt der Körper in seine Balance zurück. Es ist ein wenig so, als würde guter Stress unserem Gehirn signalisieren, dass da etwas ist, um das wir uns kümmern müssen: "Hallo, stell mal ein paar neue Gehirnzellen bereit, damit wir die Sache in den Griff bekommen!" Durch guten Stress steigt die Neurogenese. Wirklich problematisch ist sozialer Stress, denn dieser hat die Tendenz chronisch zu werden. Doch wir sollten uns von dem Gedanken, dass Stress uns schadet, nicht zu sehr stressen lassen. Immerhin haben wir es so gut wie immer selbst in der Hand, diese Dinge zu verändern. [14]

Zu 3. (Schädigung durch äußere Einwirkungen): Unser Gehirn ist extrem komplex und empfindlich und deshalb in hohem Grad anfällig für Schädigungen durch äußere Einflüsse, z.B. Stoßverletzungen im Kopfbereich. Solche heftigen äußeren Einwirkungen erschüttern die innere Verdrahtung und bringen die komplizierten Verbindungen zwischen den Nervenzellen durcheinander. Deswegen ist es sehr wichtig das Gehirn vor Schädel-Traumata zu schützen, z.B.

14 Cortright 2017, Pos. 3530-3694

indem man beim Fahrradfahren einen Helm trägt, und keine Sportarten praktiziert, bei denen unser Kopf durchgeschüttelt oder Stößen ausgesetzt wird. Schädliche Einwirkungen von außen können uns aber auch in Form von Chemikalien und Umweltgiften begegnen. Schon kleinste Mengen an Quecksilber können Neuronen zerstören. Blei ist ebenfalls eines der Umweltgifte, die den IQ und die Leistungsfähigkeit des Gehirns dauerhaft senken können. Weitere schädliche Einwirkungen auf das Gehirn sind größere oder kleinere Schlaganfälle, wobei letztere weitaus häufiger auftreten und von den Betroffenen nicht bemerkt werden, im Lauf der Jahre aber zunehmend Schäden im Gehirn verursachen. Noch ein äußerer Faktor ist oxidativer Stress. Aufgrund der enorm hohen Stoffwechselrate unseres Gehirns (es macht nur 2 % unseres Körpergewichts aus, verbraucht aber bis zu 30 % der verfügbaren Energie) bilden sich in großer Zahl freie Radikale, die das Gehirn schädigen können, wenn Antioxidantien fehlen. Unsere Ernährung sollte also reich an Antioxidantien sein.[15] Diese finden sich hauptsächlich in Gemüse und Obst, dazu später mehr.

Zu 4.: Deprivation entsteht, wenn man in einer Umgebung lebt, der es an Stimulation fehlt. Wenn man Ratten in eine solche karge Umgebung bringt, d.h. sie in einen Käfig sperrt, in dem es außer Futter und Wasser nichts gibt, sinken ihre Neurogenese-Rate und der BDNF-Spiegel drastisch ab. Es muss die Hölle für sie sein - sie verfallen in Depression und Lethargie. Bei Experimenten mit Primaten zeigte sich dasselbe Bild und Autopsie-Untersuchungen an Menschen ergaben ähnliche Befunde. Kinder, die Jahre in schlecht betreuten Waisenhäusern verbringen mussten, haben diese Deprivation ebenfalls erlebt. Bei ihnen zeigen sich Verzögerungen in der sozialen und kognitiven Entwicklung, die sich mit den Ergebnissen der Tierversuche decken. Die Fälle von Au-

15 Cortright 2017, Pos. 3694-3714

tismus schießen in die Höhe, die Sprachentwicklung leidet und die Hirnaktivität ist in Schlüsselarealen reduziert. Es steht fest, dass eine karge, reizarme Umgebung der Neurogenese und der Hirngesundheit großen Schaden zufügen. Zur physischen Deprivation gehören Bewegungsmangel, schlechte Ernährung und fehlende sensorische Stimulation in Form von Farben, Musik etc. Emotionale Deprivation beinhaltet Isolation und Einsamkeit sowie zwischenmenschliche Kontakte, die oberflächlich bleiben und denen es an echtem Interesse fehlt. Mentale Deprivation bedeutet einen Mangel an intellektueller Stimulation, wenn man z.B. zu wenig liest oder keine Gelegenheit hat, Neues zu lernen oder sich Neuem auszusetzen. Spirituelle Deprivation heißt, dass die Seele verhungert, weil es kein Gefühl von Sinnhaftigkeit gibt und die tiefere Sehnsucht nach Bewusstseinserweiterung unerfüllt bleibt. Stimulation auf allen Ebenen ist also ein Lebenselixier für das Gehirn.[16]

Für hochsensible Menschen ist dies ein besonders heikles Thema. Denn einerseits neigen wir aufgrund unserer erniedrigten Reizschwelle zu Überstimulation. Doch wenn wir uns zu sehr von der Welt zurückziehen, um uns zu schonen, können wir auch leicht in die Deprivation rutschen. Es ist für uns also sehr wichtig, uns einerseits mit genügend angenehmer Stimulation zu versorgen, ohne dabei in die Überstimulation zu geraten. Elaine N. Aron, die Begründerin der Hochsensibilitätsforschung, schreibt zurecht: Jeder Mensch fühlt sich am wohlsten, wenn er weder gelangweilt noch überfordert ist. Wenn du dafür sorgst, dich möglichst oft in deinem optimalen Stimulationsniveau zu bewegen, tust du deinem Gehirn einen großen Gefallen. Oder, wie Brant Cortright, den ich in diesem Kapitel zitiert habe, es beschreibt:

16 Cortright 2017, Pos. 3721-3776

Unser Gehirn erneuert sich, wenn wir auf die Welt zugehen, unsere Fähigkeiten und Talente entfalten, unsere körperlichen Fähigkeiten nutzen, unsere emotionale Kraft für die Schaffung von Nähe, Liebe und Empathie einsetzen, unseren Geist fordern und unser Bewusstsein wecken. [...] Wir blühen auf, wenn wir nutzen, was wir haben.[17]

Zusammenfassung

Eine gehirngesunde Ernährung, die für hochsensible Menschen ideal ist, sollte:

1. Die Mitochondrien über die richtige Nährstoffzufuhr stärken, z.B. viel frisches Gemüse mit reichlich Polyphenolen
2. Die Neurogenese-Rate und den BDNF-Faktor erhöhen, damit das Gehirn sich bestmöglich regenerieren kann. Dies erreicht man durch ein ganzheitliches Konzept von Ernährung, körperlicher Stimulation, guten Gefühlen wie z.B. Liebe, geistiger Aktivität und Spiritualität, wobei die Ernährung eine besonders große Rolle spielt.
3. Entzündungshemmend sein, da das Gehirn anfälligfür Entzündungen ist, die wir im Alltag nicht bemerken. Dies erreicht man z.B. durch die Antioxidantien in Gemüse und Obst, physische und psychische Stressreduktion u.v.m.Auf diese Kriterien und was konkret zu tun ist, werde ich in Teil 2 dieses Buches immer wieder hinweisen.

17 Cortright 2017, Pos. 3807 und 3814

Die Darm-Hirn-Connection
oder
wie du auf deinen Bauch hörst

Wie ich oben bereits erwähnt habe, ist es für eine wirklich gesunde Ernährung wichtig, nicht einfach nur das zu sich zu nehmen, was nach derzeitigem Forschungsstand gerade als gesund gilt, sondern auch die individuelle Komponente zu berücksichtigen. Jeder Mensch ist in dem, was ihm gut bekommt und was nicht, was er gut verstoffwechseln kann und womit er Schwierigkeiten hat, einzigartig. Dabei geht es nicht um allgemeine Nahrungsmittelunverträglichkeiten, denen ich mich in einem anderen Kapitel widmen werde, sondern um individuelle Besonderheiten, wie im Beispiel von Herrn Maier, der keine Apfelschalen verträgt. Um sich aus dem breiten Spektrum der gesunden Nahrungsmittel genau die herauszupicken, die einem auch gut bekommen, ist es wichtig, etwas über die Verbindung von Darm und Gehirn zu wissen. Denn auf seinen Bauch zu hören ist keine Erfindung von Psychogurus, New-Age-Expert*innen und Psychotherapeut*innen, es ist die primäre und ursprüngliche Aufgabe des Gehirns schlechthin.[18]

In der neueren Forschung gibt es zunehmend Hinweise, dass unser Gehirn evolutionär gesehen aus dem Darmnervensystem entstanden ist. Dafür spricht zum Beispiel, dass die Botenstoffe im Hirn und im Darm fast identisch sind. Urformen des Gehirns, wie man sie heute z.B. noch bei Würmern findet, hatten die vorrangige Aufgabe, Informationen aus dem Darm zu sammeln und daraufhin das Verhalten zu steuern. Die Verbindung zwischen Darm und Gehirn war also bei der Entwicklung höherer Lebewesen ganz zentral. Beim Menschen

18 Cortright 2017, Pos. 3807 und 3814

entsteht das Darmnervensystem aus Zellen, die von der Neuralleiste, dem neuronalen Ursprungsgewebe im Embryo, entlang des Vagus-Nervs in den Darm einwandern. Das Darmnervensystem verfügt über 100 bis 500 Millionen Nervenzellen, vergleichbar mit dem Rückenmark. Es besteht aus zwei Teilen: Ein Nervengeflecht liegt direkt unter der Darmschleimhaut und reguliert den Blutfluss, die Durchlässigkeit des Darms, das Darmimmunsystem und die Ausscheidung von Darmsäften. Das zweite Nervengeflecht liegt zwischen den Schichten der Quer- und Längsmuskulatur des Darms und koordiniert die Darmbewegungen. Das Darmnervensystem kann den Darm in Eigenregie führen, weil es in der Lage ist, sowohl wahrzunehmen als auch zu koordinieren und auszuführen. Es braucht das Kopfhirn und den Vagus-Nerv, der den Darm mit dem Kopfhirn verbindet, nicht. Dennoch gibt es eine ausgesprochen intensive und raffinierte Zusammenarbeit mit dem Vagus-Nerv, durch den der Darm das Gehirn über seine Wahrnehmungen und seine Arbeit informiert.[19]

Während nur 20 Prozent der Fasern des Vagus-Nervs Befehle von oben nach unten weitergeben, hören 80 Prozent den Organen zu, um das Gehirn über unseren inneren Zustand zu informieren. Er steht u.a. mit allen Schichten des Darms im Austausch, um zu erfahren, was die Darmschleimhaut empfindet, wie die Darmmuskeln arbeiten und wie die Darmnerven denken. Sein Wurzelsystem im Gehirn erlaubt ihm, die Informationen breit zu streuen und damit einen großen Einfluss auf unser gesamtes Wohlbefinden zu nehmen. Mit seiner weitschweifigen Struktur durch den ganzen Körper fördert der Vagus-Nerv sozusagen eine demokratische Körperpolitik, die zu einer Beruhigung des ganzen Körpers führt. Der Vagus-Nerv verfügt auch über eine Abzweigung zum Kehlkopf und zur Speiseröhre, von wo

19 Hasler 2019, S. 52

aus er dem Gehirn Auskunft darüber gibt, wie wir gerade atmen und was wir schlucken. Außerdem beeinflusst er dort die Stimme und die emotionale Färbung des Sprechens.[20] Der Vagus wird gemeinsam mit dem Gesichtsnerv aktiv und bringt unser Bauchgefühl auch in der Mimik zum Ausdruck. Er zeigt, wie es uns wirklich geht und wie wir wirklich sind. Dies geschieht meist gegen unseren bewussten Willen. Außerdem wird der Vagus auch mit dem Hörnerv aktiviert, wodurch Stimme und Gehör optimal aufeinander abgestimmt werden. Dies dient dazu, Beziehungen besser zu verstehen und zu steuern und mit unserem Bauchgefühl zu koordinieren. Authentisch sein heißt in diesem Zusammenhang, dass unsere Kommunikation mit dem Darm in Beziehung steht.[21]

Der Vagus wird auch gemeinsam mit dem Zungen-Rachen-Nerv aktiviert und entscheidet so mit, ob uns vor Appetit das Wasser im Mund zusammenläuft oder ob wir vor Schreck einen trockenen Mund bekommen. Unsere primären Gefühle sind nicht erlernt, sondern durch das Nervensystem vorgegeben. Deshalb verstehen wir uns in Bezug auf diese Grundgefühle in der ganzen Welt: Ekel, Wut, Furcht, Panik, Traurigkeit, Überraschung, Interesse und Glück. All diese Gefühle sind über die Verbindung mit dem Vagus-Nerv mit besonderer Darmaktivität verbunden: Bei Ekel bringen wir keinen Bissen mehr herunter, bei Wut spannt sich der Bauch an, Traurigkeit ist mit Verstopfung gepaart. Es gibt aber keine Kausalität zwischen diesen Gefühlen und der Darmaktivität, vielmehr haben beide die selbe Wurzel im Hirnnervennetzwerk. Diese Gefühle und die Darmaktivität sind also als eine Einheit zu betrachten. So beeinflusst ein und derselbe Nerv gleichzeitig das Völlegefühl nach dem Essen und

20 Hasler 2019, S. 13

21 Hasler 2019, S. 17f

unser Sozialverhalten. Wenn die Vagus-Aktivität unter Stress zurück geht, führt dies auch zu weniger Interesse an Kommunikation und an sozialen Bindungen. Deshalb bekommen anhaltend gestresste Menschen nicht nur Verstopfung und Magenbeschwerden, sondern verlieren auch ihr soziales Netz.[22] Und nicht nur darüber spielt der Vagus-Nerv eine wichtige Rolle im Sozialverhalten, er arbeitet auch eng mit dem Hormon Oxytocin zusammen, das Stresshormone hemmt, den Aufbau von Beziehungen fördert und eine wichtige Rolle beim Verlieben spielt. Oxytocin wird bei Körperkontakt ausgeschüttet. Neue Befunde zeigen, dass es nicht nur im Gehirn und in der Gebärmutter, wo es die Geburt steuert, Oxytocin-Rezeptoren gibt, sondern auch in großer Zahl im Darm. Oxytocin-Mangel während der Körperentwicklung führt zu einem durchlässigen Darm, der Mühe hat, die Nahrung zu verdauen und krankheitsanfällig ist. Denn Oxytocin bremst die Darmbewegungen, fördert die Regeneration der Darmschleimhaut und gibt dem Darmnervensystem Wachstumsimpulse. Damit schützt und nährt es unseren Darm. Das zeigt, wie wichtig Körperkontakt für uns Menschen ist. Liebe geht bei uns Menschen nicht nur durch den Magen, sondern ist für eine gute Entwicklung von Magen und Darm absolut notwendig. Wir Menschen sind also nicht einfach nur das Tier mit dem großen Gehirn, sondern auch das Tier mit der sehr raffinierten Darm-Hirn-Verbindung, die zentral für unsere sozialen Fähigkeiten ist.[23]

2011 gelang es Forschern einen direkten und starken Einfluss der Darmflora auf das emotionale Verhalten nachzuweisen (Bercik, Denou et al. 2011). Die Studie wurde an zwei Mäuserassen durchgeführt, die sich in ihrem Sozialverhalten deutlich voneinander unterschieden.

---

22 Hasler 2019, S. 18f

23 Hasler 2019, S. 20-22

Die einen waren scheu und nervös, eine Art Woody-Allen-Mäuse, die anderen erinnerten eher an den Schauspieler Jack Nicholson, der für seine extrovertierten, draufgängerischen Rollen bekannt ist. Doch beide Mäuserassen unterschieden sich nicht nur charakterlich, sondern hatten auch eine unterschiedlich zusammengesetzte Darmflora. Durch eine keimfreie Geburt dank extremer Hygienemaßnahmen ließ man von jeder der beiden Rassen auch Tiere mit einem keimfreien Darm auf die Welt kommen. Als diese Mäuse ausgewachsen waren, haben die Wissenschaftler die Hälfte der keimfreien Woody-Allen-Mäuse mit der Darmflora der normalen Woody-Allen-Mäuse geimpft, die andere Hälfte mit den Bakterien der Jack-Nicholson-Mäuse. Mit den keimfreien Jack-Nicholson-Mäusen verfuhren sie umgekehrt genauso. Dann unterzogen die Forscher alle Mäuse einer Mutprobe. Sie setzten sie auf eine erhöhte Plattform und stoppten die Zeit, bis die Mäuse heruntersprangen, um ihre Umgebung zu erkunden. Die Ergebnisse waren absolut faszinierend: Zusammen mit den Bakterien hatten die Forscher auch die Persönlichkeit der Mäuse übertragen. Die scheuen Woody-Allen-Mäuse mit den Jack-Nicholson-Darmbakterien wurden auf einmal sehr mutig und sprangen viel schneller von der Plattform, während die Jack-Nicholson-Mäuse mit den neu übertragenen Woody-Allen-Bakterien plötzlich dreimal so lange brauchten wie zuvor.[24]

Andere Studien bestätigten diesen bemerkenswerten Effekt. Z.B. wurde Mäusen, die an chronischen Entzündungen und Fettleibigkeit litten, Darmbakterien dünner Mäuse übertragen und umgekehrt. Die vormals schlanken Tiere fraßen 10 Prozent mehr und wurden insulinresistent, während die ehemals fettleibigen Tiere schlanker wurden.[25] Auch wurden menschliche Stuhlproben sowohl von gesunden als

24 Hasler 2019, S. 154f

25 Asprey 2018, S. 94f

auch depressiven Personen auf keimfreie Mäuse übertragen (Zhen, Zeng et al. 2016). Die vorangegangenen Stuhluntersuchungen hatten ergeben, dass die Darmflora beider Personengruppen unterschiedlich zusammengesetzt war. Die Mäuse, die mit den Darmbakterien der gesunden Menschen besiedelt wurden, veränderten ihr Verhalten nicht. Dagegen entwickelten die Mäuse mit der Spender-Darmflora der depressiven Patienten kurz nach der Aufnahme depressive Verhaltensweisen, wie z.B. Ängstlichkeit, schnelles Aufgeben und geringe Aktivität. Die Darmbakterien der depressiven Patienten haben die Mäuse tatsächlich in einen depressionsartigen Zustand versetzt. Das könnte ein Hinweis auf einen ursächlichen Zusammenhang zwischen Darmflora und psychischer Gesundheit sein.[26]

Weitere Experimente an Mäusen zeigten, dass erst eine bestimmte Kombination aus veränderter Darmflora und stressbedingten Veränderungen im Gehirn eine Depressivität bewirkten. Man untersuchte daraufhin einige Probiotika zur Behandlung von Angst und Depression. Zumindest bei Mäusen ist es tatsächlich gelungen, durch probiotische Bakterien depressive Verhaltensweisen zu hemmen. Dabei handelte es sich um diverse Bifido- und Lactobakterienstämme. Der Weg vom Tierversuch zu neuen Therapien bei Menschen ist leider noch lang und steinig, aber die Ergebnisse zeigen, dass es wichtig ist auf eine gesunde Darmflora zu achten.[27] Ballaststoffe in Früchten und Gemüsen sind natürliche Präbiotika, d.h. ideale Nährstoffe für gute Darmbakterien, ebenso Vollkorn, rohes Gemüse, weiße Bohnen, Erbsen, Kichererbsen, Leinsamen, Kürbis, Brokkoli, Rosenkohl und Haferflocken. Leider reagieren manche Menschen mit Nebenwirkungen auf Präbiotika, z.B. unklaren Blähungen, Bauchschmerzen und

26 Hasler 2019, S. 196

27 Hasler 2019, S. 200

starker Gasbildung. Bei ihnen hat sich eine Diät als wirksam erwiesen, die möglichst wenig Oligosaccharide und andere Zucker enthält. Diese Diät nennt sich “Low-FOODMAP”. Diese ist jedoch potenziell gefährlich und sollte nur unter ärztlicher Aufsicht und zeitlich beschränkt durchgeführt werden.[28]

Experten warnen teilweise sogar davor, Probiotika einzunehmen. Die meisten in Apotheken und im Internet verfügbaren Präparate gelten als Nahrungsergänzungsmittel, die keine aufwändigen Studien zur Wirksamkeit und Sicherheit erfordern. Eine Untersuchung der amerikanischen Lebensmittelbehörde ergab, dass 50 Prozent der probiotischen Produkte mit Giften und Erregern verunreinigt waren und viele der Produkte weniger oder andere Probiotika enthielten als auf der Verpackung angegeben war. Bei Personen mit geschwächter Immunabwehr können diese Produkte Infektionen verursachen. Sicherer ist es daher, natürliche Probiotika über fermentierte Produkte wie Joghurt, Kefir, Käse, Quark, Sauerkraut, Kimchi (und andere milchsauer eingelegte Gemüse) und Apfelessig zu essen. Sie enthalten Bifidobakterien und Lactobazillen, die schon seit Jahrtausenden mit uns leben und unsere Gesundheit fördern. Darüber hinaus gibt es erste Studien, wonach fermentierte Nahrungsmittel auch die psychische Resilienz stärken und soziale Ängste mindern.[29] Diese Nahrungsmittel sollten also täglich auf deinem Speiseplan stehen.

Um unseren Darm “hören” zu können, steht uns ein hochintelligentes körpereigenes System zur Verfügung, über das wir im ständigen Kontakt mit dem Darm sind: Die Interozeption. Sie umfasst die bewusste sowie die unbewusste Wahrnehmung des psychischen und körperlichen Innenlebens, wobei der überwiegende Teil der Interozeption

28 Hasler 2019, S. 240ff

29 Hasler 2019, S. 223

unbewusst erfolgt. Neuere Befunde zeigen, dass die unbewusste Interozeption, selbst die der Darmbakterien, unsere Gefühle, gefühlsmäßigen Entscheidungen und Handlungen beeinflusst.

Unser ausgeklügeltes Interozeptionssystem funktioniert über folgende Mechanismen:[30]

- Sensoren, die den Zustand innerer Organe messen; beim Darm sind das Nervenzellenden, die auf Bewegungen, Spannungen und chemische Prozesse reagieren
- Der Vagus-Nerv leitet Informationen vom Darm direkt ins Gehirn
- Hormone, die vom Darm, der größten Hormondrüse des ganzen Körpers, gebildet werden, arbeiten mit dem Vagus-Nerv zusammen, um unseren Appetit und die Nahrungsaufnahme zu regulieren, die Magentätigkeit zu steuern, Einfluss auf Gefühle und Sozialverhalten zu nehmen. Die Ausschüttung von Glucagon-like peptide 1 im Darm schützt die Nervenzellen und fördert die Neurogenese, was beides enorm wichtig für unser Wohlbefinden ist
- Das Immunsystem informiert das Hirn über den Zustand des Darms
- Die Inselrinde, eine Hirnstruktur, deutet Sinnesinformationen aus dem Darm unbewusst und manchmal auch bewusst
- Feedbackschleifen über Nervenverbindungen, die zur Selbstregulierung der Organe führen
- Hirnregionen, die die Sinnesinformationen verschiedener Organe und Sinnesorgane zusammenbringen und mit sozialen Informationen und Gedächtnisinhalten verbinden; z.B.

30 Hasler 2019, S. 35f

in der Assoziationsrinde, die zuständig für Integrationen aus dem ganzen Körper ist, was Bewusstsein, Wachheit und Aufmerksamkeit maßgeblich beeinflusst

Eine Störung der Interozeption kann schwerwiegende Folgen haben, da sie ein Kompass ist, der uns dabei hilft, intuitive Entscheidungen zu treffen und im Chaos des Lebens den roten Faden zu finden. Der häufigste Grund für eine Störung der Interozeption ist langanhaltender Stress. Durch ihn wird der Sympathikus aktiviert, was zu einer Orientierung nach außen und einer übermäßigen Wahrnehmung äußerer Gefahren führt. Für den Moment macht das durchaus Sinn, denn wir können unsere Ressourcen so bündeln, um eine Gefahr zu bewältigen. Bei einer durch Dauerstress gestörten Interozeption verlieren wir jedoch den Bezug zu unserem Innenleben und entfremden uns von unseren eigenen Impulsen, Ansprüchen und Berufungen.[31]

Unsere Interozeption können wir durch verschiedene Maßnahmen üben und ausbauen. Wir können lernen, eine Sprache für unsere inneren Empfindungen zu entwickeln bzw. sie zu verbessern, indem wir die Wahrnehmung innerer Zustände in sozialen Situationen trainieren und darüber entweder mit vertrauten Personen sprechen oder dies einfach aufschreiben. Achtsamkeit gehört zu den einfachsten und wirksamsten Methoden zur Förderung unserer Interozeption. Dabei handelt es sich um eine bestimmte Art von Aufmerksamkeit, die sich bewusst auf den gegenwärtigen Augenblick bezieht und nicht urteilt. Damit können wir den Zustand innerer Organe besonders gut erforschen und uns selbst zuhören. Wichtig ist dabei das Akzeptieren, denn dem Darm und seinem intensiven Kontakt mit der Umwelt können

31 Hasler 2019, S. 37

wir keine Befehle erteilen. Wir dürfen unserem Darm zuhören, ihn verstehen und seine Welt - die unsere Welt ist - akzeptieren. So bringen wir uns in Berührung mit unserer vegetativen Weisheit und Vitalität.[32] Außerdem können wir unseren Vagus-Nerv trainieren. Sicherheit und die Empfindung von Verbundenheit sind die Voraussetzung für die Integration des vegetativen und des sozialen Vagus-Nervs im Hirnstamm. Dieser Teil der Darm-Hirn-Verbindung ist deswegen so wichtig, weil eine gelungene Integration die Grundlage für authentische soziale Beziehungen und das Bewusstsein für eine gesunde Ernährung ist. Da eine angenehme und sichere Stimme auf einen ausgereiften Vagus-Nerv hinweisen, können umgekehrt Stimmen, Töne und Musik den Vagus-Nerv stimulieren. Sehr hohe Stimmen, wie z.B. bei Menschen in Not, und sehr tiefe, wie das Röhren eines Hirschs, dämpfen jedoch den Vagus und regen den Stressnerv an. Optimal sind Stimmen in einem mittleren Frequenzbereich, also Alt und Tenor. Gesang ist wirksamer als bloßes Sprechen. Aus diesen Gründen singen Mütter ihren Kindern seit eh und je Schlaflieder vor. Wiegende Bewegungen regen den Vagus-Nerv zusätzlich an.

Das Singen in einem Chor ist in jedem Alter eine gute Möglichkeit, den Vagus-Nerv im sozialen Austausch zu trainieren. Eine weitere Möglichkeit, in unsere vegetative Balance zu finden, ist die Pflege von und das Spiel mit Tieren. Fasten und langsames, gesundes Essen stimulieren den Vagus, ebenso Massagen und geeignete Körpertherapien wie Osteopathie, Rolfing und die Craniosacral-Therapie. Wichtig dabei ist aber auch die therapeutische Beziehung. Denn der Vagus-Nerv kann nur wachsen, wenn seine Stimulierung in einer sicheren und kommunikativen Umgebung stattfindet, weil er so eng mit dem Sozialverhalten zusammenhängt. Wissenschaftlich am besten

32 Hasler 2019, S. 40

untersucht ist die Wirkung von Yoga. 59 Studien zeigen, dass Yoga die Herzfrequenzvariabilität erhöht, was ein eindeutiger Hinweis auf Vagus-Stimulierung ist. Menschen, die in Yoga geübt waren, hatten langfristig eine höhere Vagus-Aktivität. Weitere Studien zeigen, dass Yoga eine therapeutische Wirkung bei Erkrankungen hat, die mit einem geschwächten Vagus einhergehen, z.B. bei Angst,Depression, posttraumatischen Belastungsstörungen,entzündlichen Darmerkrankungen wie Morbus Crohn

Zusammenfassung:

- Unser Darm-Hirn und unser Kopf-Hirn sind als Einheit zu verstehen, die über den Vagus-Nerv in einem intensiven Austausch steht: Unsere Grundgefühle Ekel, Wut, Furcht, Panik, Traurigkeit, Überraschung, Interesse und Glück sind mit besonderen Darmaktivitäten verbunden und sogar unser Sozialverhalten hat seinen Ursprung im Darm.
- Es gibt einen unmittelbaren Zusammenhang zwischen der Darmflora und unserem Befinden und Verhalten. Präbiotika wie Gemüse, Obst, Hülsenfrüchte und Leinsamen sowie Probiotika wie milchsauer vergorene Nahrungsmittel gehören deshalb auf unseren täglichen Speiseplan.
- Wir verfügen über ein ausgeklügeltes System der Interozeption, d.h. der Wahrnehmung dessen, was in unserem Körper gerade vor sich geht, was uns gut tut und was nicht. Stress blockiert unsere Interozeption, weil er unsere Aufmerksamkeit auf äußere Gefahren lenkt. Wir können unsere Interozeption durch Achtsamkeit, Yoga, Gesang u.v.m. stärken und trainieren. Dies ist wichtig, um uns eine Ernährung aufbauen zu können, die unseren individuellen Bedürfnissen gerecht wird.

Übung: Deinem Darm zuhören

Ich habe eine Achtsamkeits-Übung entwickelt, die dir dabei hilft, einen guten Kontakt zu deinen Empfindungen aus dem Darm herzustellen:
Schließe deine Augen und denke an jemanden, den du von Herzen und ungetrübt liebst. Das kann dein*e Partner*in sein, falls eure Partnerschaft harmonisch ist. Ansonsten ist eine liebe Oma, ein Kind oder auch ein Haustier ideal. Du kannst auch an eine schöne Naturszene denken, bei der dir das Herz aufgeht, z.B. an einen Sonnenuntergang am Meer oder an Tiere, die du beobachtest hast.

1. Spüre die Liebe, die dadurch in dir aufkeimt. Wo genau spürst du sie?
2. Mache dieses Gefühl noch größer.
3. Richte diese Liebe auf deinen Darm und lasse sie überall dorthin fließen, wo sie gebraucht wird.
4. Bleibe für ein paar Minuten in einer liebevollen Beziehung zu deinem Darm. Öffne dich ganz und gar für ihn, egal, wie gut oder schlecht er sich gerade anfühlt, und lasse alle Bilder, Gefühle und Gedanken zu, die jetzt nach oben dringen.

Was spricht dein Darm zu dir? Übe dies täglich, um deine Darm-Hirn-Verbindung zu verbessern. Du kannst diese Übung z.B. auch nach einer Mahlzeit machen, um zu erfahren, wie dein Darm darüber denkt. Auch wenn du Bauchbeschwerden hast, ist diese Übung sehr wohltuend. Denn wenn uns übel ist oder wir Bauchweh haben, flüchten wir mit unserer Aufmerksamkeit oft in andere Regionen, um uns den unangenehmen Gefühlen weniger auszusetzen.

Damit entziehen wir unserem Darm aber auch die Energie, die er vielleicht gerade braucht, um sich zu regenerieren. Wenn du ihm liebevolle Aufmerksamkeit schenkst, förderst du seine Durchblutung und lenkst deine Energie dorthin. Außerdem bekommst du vielleicht auch wichtige Impulse und Eingebungen, die dir dabei helfen, die Ursache des Unwohlseins zu finden.

Hochsensible Verdauung - in der richtigen Reihenfolge essen und trinken

Was viele nicht wissen, ist, dass es nicht nur darauf ankommt, was man isst und trinkt, sondern auch in welcher Reihenfolge man dies tut. Das liegt daran, dass jedes Nahrungsmittel, das wir zu uns nehmen, eine andere Zeit benötigt, um verdaut zu werden. Viele denken, dass sich im Magen doch ohnehin alles vermischt, doch das ist nicht der Fall - es wird alles Schicht für Schicht verdaut, und zwar genau in der Reihenfolge, wie wir gegessen haben. Diese Tatsache wurde erstmals durch einen Zufall entdeckt: Während des amerikanischen Bürgerkriegs (1861-65) zog sich ein Soldat eine Schusswunde mit einer großen sichtbaren Öffnung in seinem Bauch zu. Durch diese Öffnung konnten seine Ärzte beobachten, dass sich die Nahrung im Verdauungstrakt nicht vermischte, sondern genau in der Reihenfolge, in der der Soldat sie gegessen hatte, in Schichten liegen blieb und Lage für Lage verdaut wurde. Viele Jahre später führte der deutsche Physiologe Paul von Grützner (1847-1919) Versuche an Ratten durch, indem er sie mit Häppchen in drei verschiedenen Farben fütterte. Zuerst wurde ihnen eine Portion schwarze, dann weiße und am Ende eine rote Nahrung gegeben. Kurz nach der Nahrungsaufnahme wurden die Mägen der Tiere untersucht und es zeigte sich, dass alle drei Farben feinsäu-

berlich übereinander lagen und sich nicht vermischt hatten.
Der amerikanische Arzt Dr. Stanley Bass griff diese Erkenntnisse ab den 1950er Jahren auf und forschte an sich selbst. Er aß verschiedene Nahrungsmittel in verschiedenen Reihenfolgen und stellte anhand von Stuhluntersuchungen fest, dass Früchte am schnellsten verdaut wurden, dann der gemischte Salat, dann der Käse und am Ende das Fleisch. Wenn man z.B. einen schweren Hauptgang mit Fleisch gegessen hat, das eine Verdauungszeit von zwei Stunden aufweist, und danach Obst zum Nachtisch, das nur 30-40 Minuten braucht, bekommt unsere Verdauung ein Problem: Denn das Obst muss nun gut zwei Stunden warten, bis es an der Reihe ist.

In der Zwischenzeit fängt es an zu gären. Die Blähungen sind dabei noch das geringere Problem - viel schlimmer ist, dass Fuselalkohole entstehen, die die Schleimhäute angreifen und schädlich für unseren Körper sind. Unsere Nahrung kann nur richtig und problemlos verdaut werden und zu einer rundum gesunden Verdauung beitragen, wenn wir sie in der richtigen Reihenfolge zu uns nehmen, nämlich leichtverdauliches zuerst, schwerverdauliches zuletzt.

Die Hauptregel der richtigen Reihenfolge lautet:

Je höher der Wassergehalt eines Nahrungsmittels, desto weiter nach vorn rückt es, je niedriger,desto später wird es verzehrt.

Für die richtige Reihenfolge der Nahrungsmittel gelten folgende Regeln:

- Getränke sollten 30 Minuten vor der Mahlzeit getrunken werden.
- Früchte werden nur auf leeren Magen gegessen, weder gemeinsam mit anderen Lebensmittelgruppen noch zum Dessert. Innerhalb der Früchtegruppe gilt eine weitere Unter-Reihenfolge: Melonen werden vor allen anderen Früchten verzehrt, dann kommen säurehaltige Früchte wie Zitrusfrüchte, Ananas, Brombeeren, Johannisbeeren, Granatäpfel, saure Äpfel etc. Zum Schluss der Früchtemahlzeit isst man süße Früchte wie Birnen, süße Äpfel, Kakis oder Bananen.
- Nach einer Früchtemahlzeit wartet man 15 Minuten mit dem nächsten Gang.
- Gemüse wird vor den Stärkemahlzeiten gegessen, d.h. Salate oder Gemüsegerichte immer vor der Hauptmahlzeit und nicht gemeinsam mit dieser.
- Stärkemahlzeiten werden vor den Proteinmahlzeiten gegessen, d.h. kohlenhydratreiche Beilagen wie Kartoffeln, Reis, Nudeln usw. werden vor Fleisch, Fisch, Eiern, Linsen, Bohnen, Erbsen oder pflanzlichen Proteinshakes aus Reis-, Erbsen-, Kürbiskern-, Mandelprotein etc. verzehrt. Empfindliche Personen warten vor der abschließenden Proteinmahlzeit eine halbe Stunde ab.
- Ein wichtiger Anhaltspunkt für die richtige Reihenfolge, in der die verschiedenen Lebensmittel gegessen werden sollten, ist die Verdauungsdauer, die jedes einzelne Lebensmittel benötigt.

- Diejenigen Lebensmittel mit der geringsten Verdauungsdauer werden zuerst gegessen, diejenigen mit der längsten zuletzt.

Wenn du beispielsweise Fleisch, Reis, Salat, Käse und Früchte in einer Mahlzeit essen möchtest, dann sieht die richtige Reihenfolge so aus:

1. Als Vorspeise werden Früchte serviert
2. Der zweite Gang besteht aus einem Salat (Blattgemüse, Wurzelgemüse etc., also keine Nudel-, Wurst- oder Kartoffelsalate)
3. Zum dritten Gang gibt es den Reis
4. Als viertes den Käse
5. Erst zum Schluss wird das Fleisch gegessen

Würde man die Nahrungsmittel auf einmal oder durcheinander essen, würde die Verdauung viele Stunden in Anspruch nehmen, in denen man unter Magendrücken, Sodbrennen, Blähungen und Aufstoßen litte. In der richtigen Reihenfolge verzehrt ist es möglich, dass du sogar wieder Nahrungsmittel verträgst, von denen du zuvor dachtest, sie wären unverträglich für dich. Probiere es aus!

Wenn du dich jetzt fragst, wie man nach diesen Regeln denn eine Pizza, ein Müsli oder ein Käsebrot essen soll, lautet die Antwort kurz und knackig: Gar nicht! Statt Müsli kannst du erst etwas frisches Obst essen, eine Viertelstunde später einen Porridge und zum Abschluss ein paar Nüsse. Beim Käsebrot sieht es so aus, dass du erst das Butterbrot und dann den Käse isst. Statt Pizza kannst du erst eine Gemüseplatte, dann ein Pizzabrot mit Oregano und hinterher etwas Käse essen. Aber nicht jeder muss sich an diese Reihenfolge halten. Sie hat sich bei Menschen mit empfindlicher Verdauung bewährt. Für manche Menschen stellen „falsche“ Nahrungsmittelkombinationen überhaupt kein Problem dar, während sie für andere eine Katastrophe sind. Probiere einfach aus, was dir gut tut! [33]

Die Reihenfolge ist schon einmal ein sehr gutes Werkzeug. Aber bestimmte Lebensmittel reagieren auch untereinander und sind dann wieder schlecht zu verdauen. Deshalb sollten bestimmte Kombinationen grundsätzlich gemieden werden.

Hier die wichtigsten Grundregeln der Nahrungsmittel-Kombination:[34]

- Säure und Stärke nicht zusammen verwenden
- Verschiedene Eiweiße nicht in einer Mahlzeit zusammenmixen (Klassiker: Fleisch + Käse)
- Eiweiß und Fettsäuren nicht zusammen verwenden (Beispiel: Käse oder Joghurt + Nüsse)
- Zucker und Stärke sollten nicht kombiniert werden
- Zucker und Eiweiß sollten nicht kombiniert werden
-

Damit wird klar, dass Kuchen und süßes Gebäck stets eine ungünstige Kombination darstellen. Aber leider fallen auch Dinge, von denen wir meinen, sie seien gesund, unter diese Kategorie, wie z.B. das oben bereits genannte Müsli mit frischen Früchten oder Haferflocken mit Joghurt und Nüssen. Gerade für die Weihnachtsbäckerei sind das ganz besonders schlechte Nachrichten! Da ich persönlich auf Lebkuchen ganz und gar nicht verzichten möchte, habe ich ein zuckerfreies Leb-

33 Art. Gesunde Verdauung durch die richtige Reihenfolge beim Essen in: Zentrum der Gesundheit, https://www.zentrum-der-gesundheit.de/gesunde-verdauung-ia.html, abgelesen am 3.3.2020

34 Art. Lebensmittelkombinationen - eine Einführung in: Das Gesundheitsfundament, https://www.gesundheitsfundament.de/blog/2013/06/19/lebensmittel-kombinationen-einfuehrung/, abgelesen am 3.3.2020

kuchen-Rezept entwickelt, das du auf Wunsch auch ohne Nüsse zubereiten kannst, falls du diese nicht verträgst oder dich an die strenge Lehre der richtigen Nahrungsmittelreihenfolge halten möchtest.

Zuckerfreier Vollkorn-Dinkel-Lebkuchen

500g Dinkelvollkornmehl, idealerweise frisch und nur grob geschrotet
15-20g Lebkuchengewürz
1Pk. Backpulver
100-200g gehackte Nüsse, es geht aber auch ohne; Erdmandeln z.B. gelten nicht als Nüsse, sondern als stärkehaltige Wurzeln
1 TL frisch geriebener Ingwer
100g Kokos-Öl
300ml Wasser

Dinkel hat einen nussigen Geschmack, sodass dieser Lebkuchen auch vollkommen nussfrei schmeckt. Wenn man Getreide nur grob schrotet, vermeidet man eine Insulinreaktion, was wieder entzündungshemmend ist. Außerdem hat der Lebkuchen dann etwas Biss, als wären gehackte Nüsse dabei. Ich habe eine eigene Getreidemühle und schrote meinen Dinkel dort auf Stufe 3,5 von 10. In vielen Bioläden steht eine Getreidemühle bereit, so dass du deinen Dinkel dort frisch durchmahlen kannst.

Erst die trockenen Zutaten miteinander vermengen, dann den frischen Ingwer und das Öl unterkneten. Am Schluss das Wasser hinzugeben. Der Teig wird relativ feucht, irgendwo in der Mitte zwischen Knet- und Rührteig. 10 Minuten ruhen lassen, kleine Küchlein formen und diese auf ein gefettetes Backblech, Backpapier oder -folie legen. In der Backröhre bei 130-140° Umluft ca. 25 Minuten backen. Unbedingt mindestens über Nacht durchziehen lassen, denn das Aroma der Gewürze braucht eine Weile, um sich zu entfalten! Du wirst erstaunt sein, wie befriedigend dieser Lebkuchen auch ohne Zucker ist! Er hat durch den Ingwer eine leichte Schärfe und schmeckt sehr aromatisch. Du kannst ihn von der Reihenfolge her im Rahmen deiner Stärkemahlzeit integrieren. Achtung: Da der Zucker als Konservierungsmittel fehlt, schimmelt dieser Lebkuchen leichter. Ich friere alles, was ich nicht in den nächsten drei Tagen esse, ein.

Jetzt bleibt noch die Frage offen, wie man es mit dem Fett bei der richtigen Reihenfolge halten sollte. Denn wie du weiter unten noch erfahren wirst, werden die wertvollen Polyphenole aus Obst und Gemüse am besten aufgenommen, wenn man sie mit etwas Fett kombiniert. Aileen Burford-Mason empfiehlt aus diesem Grund in ihrem Buch „Was das Gehirn essen will" sogar Obst mit Fett zu kombinieren. Mein Mann und ich haben beide eine empfindliche Verdauung und halten uns schon seit einigen Jahren an die richtige Nahrungsmittel-Reihenfolge. Dabei haben wir Rohkost-Salate und Gemüse-Eintöpfe immer mit gesunden Fetten und Ölen kombiniert und dies sehr gut vertragen. Als ich gelesen habe, dass man auch Obst mit Fett kombinieren sollte, haben wir das ausprobiert. Obwohl das wirklich ausgezeichnet schmeckte, haben wir es nicht vertragen - wir bekamen beide Durchfall davon, der rasch wieder abklang, als wir das Obst wieder ohne Fett verzehrten. Von daher sehe ich es so, dass man Gemüse immer mit Fett kombinieren, bei Obst aber Vorsicht walten lassen sollte. Denn die Verdauungszeit von Fett und Obst liegt doch sehr weit auseinander, sodass dies bei empfindlichen Personen zu Problemen führen kann. Aber probiere es aus.

Auch stärkehaltige Mahlzeiten sollte man immer mit Fett kombinieren, denn das schwerer verdauliche Fett verzögert den Verdauungsprozess, sodass die Kohlenhydrate langsamer ins Blut kommen. Dadurch sinkt die glykämische Last beträchtlich, die Insulinausschüttung fällt moderater aus und der Blutzuckerspiegel bleibt stabiler. Wenn wir also das obige Beispiel vom Käsebrot wieder aufgreifen, isst du zuerst ein Butterbrot und danach den Käse. Die vegane Variante wäre dann ein Brot mit Olivenöl und Knoblauchpulver oder mit Kokosöl, das bei Zimmertemperatur fest und streichfähig ist. Soweit erst einmal an dieser Stelle. Mehr zum Thema Kohlenhydrate, Fette und Öle erfährst du dann in Teil 2, in dem es um die Ernährungs-Praxis geht.

Neben der richtigen Reihenfolge und Lebensmittelkombination hat auch die Art, wie und vor allem wann du trinkst, einen enormen Effekt auf deine Verdauung! Das liegt daran, dass unser gesamter Verdauungsapparat mit Schleimhaut ausgekleidet ist. Diese Schleimhäute werden normalerweise von einer gesunden Bakterienflora besiedelt, dem Mikrobiom. Genau genommen leben diese Bakterien aber nicht auf der Schleimhaut, sondern in der Schleimschicht, die von der Schleimhaut gebildet wird. Diese Schleimschicht besteht zu 99% aus Wasser. Wenn nicht genügend Wasser da ist, werden die Schleimhäute zu trocken. Die Bakterien sehen dann ihren Lebensraum gefährdet. Folglich wandern sie in die Schleimhaut, wo auch weiterhin ausreichend Wasser vorhanden ist. Dies nennt man im Klartext eine Infektion, denn der Körper will die Bakterien dort nicht haben, weil sie ihm an dieser Stelle schaden. Darauf reagiert der Körper mit Entzündungen, um die Eindringlinge abzuwehren und die spüren wir dann als Verdauungsprobleme. Es ist also von entscheidender Wichtigkeit für unsere Verdauung, dass wir genügend trinken! Aber es geht nicht nur um die Wassermenge allein, sondern auch darum, wann man diese zu sich nimmt. Es ist üblich, dass zum Essen Getränke gereicht werden. Doch wenn man zum und nach dem Essen trinkt, verdünnt man seine Verdauungssäfte und schränkt damit die Verdauungsfunktion ein! Zu wenig Magensäure macht, dass Nahrungsbestandteile schlechter aufgeschlossen werden und es zu Gärungsprozessen kommt.

Daraus lassen sich drei Trinkregeln ableiten:

1. Morgens nach dem Aufwachen einen dreiviertel bis ganzen Liter Wasser trinken, noch bevor man etwas zu sich nimmt, denn nach der langen Nacht sind wir stark dehydriert.
2. Vor dem Essen eine halbe Stunde nichts trinken, damit der Körper genug Zeit hat, die Magensäure wieder aufzubauen.
3. Nach dem Essen mindestens ebenfalls eine halbe Stunde nichts trinken, damit die Magensäure Zeit hat, die Nahrung ausreichend aufzuschließen.

Probiere es aus - vielleicht reicht das allein schon, um deiner Verdauung einen richtigen Heilungsschub zu bringen![35]

35 Diese Trinkregeln habe ich von einem Experten übernommen, der bei einem Online-Kongress zum Thema Gesundheit gesprochen hat. Leider ist mir sein Name entfallen.

Meine Erfahrungen mit der Nahrungsmittel-Reihenfolge

Ich hatte jahrelang starke Blähungen, bei denen mir kein Arzt helfen konnte. Seit 2018 habe ich viel für meinen Darm getan und mich auf eine Ernährung in der richtigen Reihenfolge umgestellt. Was mir dabei besonders geholfen hat, war, mit dem Protein eine halbe Stunde zu warten. Die Blähungen waren abgeklungen, doch es trat dann plötzlich eine Durchfallneigung auf, etwas, das ich zuvor nie gehabt hatte. Meine ganzen Naturmittel, die sonst halfen, blieben wirkungslos. Da stieß ich auf den Tipp mit dem Trinken und mir wurde einiges klar - ich hatte zuvor stets große Mengen Wasser nach dem Essen getrunken! Da mein Darm früher viel träger war, hat sich das wohl erst nach meiner Darmsanierung ausgewirkt. Mein Trinkverhalten habe ich sofort geändert und trinke seitdem morgens nach dem Aufstehen gleich einen dreiviertel Liter Wasser. So habe ich auch nach dem Frühstück weniger Durst. Dann halte ich den ganzen Tag über je eine halbe Stunde Abstand zur nächsten Mahlzeit, was das Trinken betrifft. Schon nach zwei Tagen war mein Stuhl normal.

Noch ein Beispiel: Einer meiner Klienten litt unter chronischen Verdauungsbeschwerden. Auch er hatte eine gründliche Darmsanierung hinter sich und ernährte sich bewusst. Trotzdem hatte er noch immer einen total aufgetriebenen Bauch mit teils sehr übelriechenden Ausgasungen. Es war klar, dass da etwas gärt... Ich riet ihm, bei seinen Mahlzeiten die richtige Reihenfolge einzuhalten. Seitdem ist sein Bauch flach! Verblüffend war, dass er schon nach der ersten Mahlzeit, die er so eingenommen hatte, nichts mehr mit übelriechenden Gasen zu tun hatte, sehr zur Freude seiner Partnerin. Du siehst also, dass es sich lohnt, mit diesen Methoden zu experimentieren!

Nach meiner Erfahrung ist es besonders wichtig, sich an die richtige

Nahrungsmittelreihenfolge zu halten, wenn man viel Rohkost isst. Denn diese hat ein viel höheres Reaktionspotenzial als gekochte Gemüse. Dieses Mehr an Dynamik macht, dass viele Menschen denken, sie würden Rohkost nicht vertragen.

Dabei kann es sein, dass sie diese in der richtigen Reihenfolge gut vertragen würden. Es ist ganz einleuchtend - je vollwertiger und gesünder deine Nahrungsmittel sind, desto reaktionsfreudiger sind sie auch und desto leichter kann es bei der falschen Reihenfolge oder beim durcheinander Essen zu Problemen kommen.

Zusammenfassung

- Im Gegensatz zur landläufigen Annahme vermischen sich die Nahrungsmittel im Magen nicht, sondern werden genau in der Reihenfolge verdaut, in der wir sie zu uns nehmen.
- Deswegen sollte man leicht verdauliche Lebensmittel zuerst essen, schwerer verdauliche danach. Daumenregel: zuerst das Obst, dann das Gemüse, gefolgt von Stärke und zuletzt das Protein.
- Empfindliche sollten nach Obst eine Viertelstunde, vor Protein eine halbe Stunde abwarten.
- Morgens nach dem Aufwachen gleich einen Dreiviertelliter Wasser trinken, damit der Darm gut hydriert ist; immer mindestens 30 Minuten Abstand zu den Mahlzeiten einhalten, damit die Verdauungssäfte nicht verdünnt werden;
- Je mehr Rohkost deine Ernährung enthält, umso wichtiger kann das Einhalten dieser Regeln sein, da Rohkost reaktionsfreudiger ist.

Hochsensibilität und Nahrungsmittelunverträglichkeiten

Viele Bewohner der Industrieländer leiden nach dem Essen regelmäßig unter Symptomen wie Blähungen und Durchfall. Bis zu 20 Prozent aller Bundesbürger befürchten deswegen sogar, eine Allergie gegen ein oder mehrere Nahrungsmittel zu haben und sind auf der Suche nach Hilfe. Wichtig ist, an dieser Stelle zwischen Allergie und Unverträglichkeit zu unterscheiden. Dabei handelt es sich um zwei völlig verschiedene Krankheitsbilder: Die Allergie entsteht aufgrund einer Überreaktion des Immunsystems gegen das Nahrungsmittel. Zu den Leitsymptomen gehören das Anschwellen der Mundschleimhaut und Juckreiz der Nasenschleimhaut und der Augen, was hauptsächlich durch eine übermäßige Ausschüttung von Histamin bewirkt wird (mehr zur Rolle des wichtigen Botenstoffs Histamin, der für die Auslösung von Entzündungsreaktionen zuständig ist, im Unterkapitel zur Histamin-Unverträglichkeit). Aber nur zwei bis drei Prozent der Bevölkerung leiden tatsächlich unter einer Allergie.[36] Bei den sehr viel häufigeren Nahrungsmittelunverträglichkeiten sind ganz andere Mechanismen am Werk: Häufig liegen Resorptionsstörungen im Dünndarm vor. Es gibt z.B. bestimmte Defekte von Transport-Molekülen in der Dünndarmwand, aufgrund derer etwa Fruchtzucker oder Milchzucker nicht oder nur unvollständig resorbiert werden. Die Folge ist etwas, das eigentlich nicht passieren dürfte: Zucker gelangt in den Dickdarm. Für die etwa 100 Billionen Bakterien, die den Dickdarm besiedeln, ist dies das reinste Festmahl! Bei der Vergärung werden in kürzester Zeit große Mengen an CO_2 und Wasserstoff freigesetzt, was Darmgeräusche, Blähungen und Bauchweh verursacht. Dazu entste-

36 Wittig 2015, Pos. 3124-3130

hen kurzkettige Fettsäuren, die Wasser anziehen - es kommt zu Durchfall. Sogar Depressionen werden mit diesen Resorptionsstörungen im Dünndarm in Verbindung gebracht, weil häufig die Aminosäure Tryptophan nicht mehr gut aufgenommen werden kann. Tryptophan ist der wesentliche Baustein für unser Glückshormon Serotonin.[37]

Doch auch darüber hinaus haben Nahrungsmittel grundsätzlich ein Potenzial zur Unverträglichkeit. Das liegt daran, dass nichts auf der Welt wächst, um uns zu ernähren. Da Pflanzen nicht weglaufen können, um sich vor Fressfeinden zu schützen, bilden sie Stoffe, die Übelkeit verursachen. Ein Paradebeispiel dafür ist die Akazie. Sie schützt sich zwar mit langen Dornen vor Fressfeinden, aber Giraffen haben dicke Haut am Maul und eine 30 Zentimeter lange Zunge, sodass sie trotzdem leicht an die Blätter herankommen. Also wehrt sich die Akazie gegen die Giraffe, indem der Baum, wenn er angefressen wird, umgehend damit beginnt, sehr bittere Tannine zu bilden. Pech für die Giraffe, denn der Baum schmeckt nun nicht mehr. Sie kann an jedem Baum nur kurz fressen und muss dann gegen den Wind zum nächsten wandern. Warum gegen den Wind? Weil die schlaue Akazie längst Botenstoffe ausgesendet hat, die ihre Nachbarn vor der nahenden Giraffe warnen![38] Ähnlich ist es bei allen Pflanzen. Um sich vor Pilzen, Viren, Bakterien und Fressfeinden zu schützen, produzieren sie allerhand unbekömmliche Substanzen. Bei biologisch angebautem Gemüse, das weniger oder gar nicht gespritzt wird, ist das sogar noch mehr der Fall als bei Gemüse aus konventionellem Anbau. Denn während im konventionellen Landbau überwiegend ertragreiche Sorten angebaut werden, werden in der biologischen Landwirtschaft möglichst resistente Arten verwendet. Diese sind eben deshalb resistenter,

37 Wittig 2015, Pos. 3130-3150

38 Art. Wie Akazien Giraffen fernhalten in: Hallimasch und Mollymauk, https://hallimasch-und-mollymauk.de/wie-akazien-giraffen-fernhalten/, abgelesen am 4.3.2020

weil sie besonders gut im Unbekömmlich-Sein sind.

Diese sekundären Pflanzenstoffe sind, wenn wir sie vertragen, teils sogar sehr gesund! Denn auch unser Körper kann sie zur Abwehr von Keimen verwenden. Aber sie haben alle das Potenzial der Unverträglichkeit. Ein gutes Beispiel dafür ist Soja, auf das viele Menschen empfindlich reagieren. Leider muss man sagen, denn Soja bietet uns ein sehr hochwertiges Protein. Doch wie alle Hülsenfrüchte enthält auch Soja ziemlich unbekömmliche Saponine, die unsere Verdauung regelrecht lahmlegen können.

Da sich Hochsensibilität nicht auf die Psyche beschränkt, sondern den ganzen Körper betrifft, neigen hochsensible Menschen vermehrt zu Unverträglichkeiten und Allergien. Man kann auf alles Mögliche reagieren und es nicht vertragen. Im Idealfall erfolgt die Reaktion prompt und postwendend - man isst ein bestimmtes Nahrungsmittel und es wird einem sofort übel. In diesen Fällen ist es leicht, das unverträgliche Nahrungsmittel zu identifizieren und es zukünftig zu meiden. Doch wenn man z.B. mit Durchfall reagiert, kann es einige Stunden dauern, bis diese Reaktion eintritt. Dann ist es schon nicht mehr so einfach, dies einem bestimmten Nahrungsmittel zuzuordnen. Bei der Histamin-Intoleranz ist das beinahe unmöglich, denn viele Nahrungsmittel enthalten Histamin, sodass man fast auf jede Mahlzeit reagiert und dies dann gar nicht mit dem Essen in Verbindung bringt. Oder man reagiert erst, wenn sich eine bestimmte Menge an Histamin im Körper angesammelt hat. Dann verträgt man die erste Portion Erdbeeren, die zweite auch noch und reagiert erst auf die dritte. Da man die Erdbeeren zweimal vertragen hat, kommt man nicht auf die Idee, dass es daran liegen könnte. Oft erfordert es also eine gewisse Detektivarbeit, bis man die Nahrungsmittel gefunden hat, die einem Schwierigkeiten bereiten.

Egal auf was auch immer du empfindlich reagierst, es gibt zwei Marker, anhand derer du dies erkennen kannst. Der Erste ist, wenn du dich nach dem Essen sehr erschöpft und müde fühlst. Dies kann darauf hindeuten, dass du etwas an dieser Mahlzeit nicht vertragen hast. Auch zu viele Kohlenhydrate machen uns müde (dazu später im Kapitel über Kohlenhydrate mehr). Dies fühlt sich aber eher angenehm schläfrig an, denn unter einem zu hohen Blutzuckerspiegel gelangt vermehrt Tryptophan durch die Blut-Hirn-Schranke, aus dem unser beruhigendes Wohlfühl-Hormon Serotonin gebildet wird. Wenn die Müdigkeit nach einer Mahlzeit hingegen bleiern und unangenehm ist, kann das auf eine Unverträglichkeitsreaktion hinweisen. Der zweite Hinweis ist dein Puls. Erhöht sich dein Herzschlag innerhalb von 90 Minuten nach dem Verzehr um etwa 17 Schläge pro Minute, kann das heißen, dass du empfindlich auf ein Nahrungsmittel reagiert hast. Wenn du also etwas in Verdacht hast, iss eine Portion davon (und sonst nichts), überprüfe deinen Herzschlag vor dem Essen und mehrmals danach. Wenn dein Herzschlag sich deutlich erhöht, hast du den Übeltäter wahrscheinlich dingfest gemacht.[39]

Die einzige wirklich zuverlässige Methode, um Nahrungsmittelunverträglichkeiten und -allergien zu diagnostizieren, ist eine mehrwöchige Eliminationsdiät mit anschließendem Provokationstest. Das heißt, du lässt das verdächtige Nahrungsmittel für einige Wochen weg. Wenn sich deine Beschwerden dadurch bessern, ist das schon ein wichtiger Hinweis. Im Anschluss an diese Eliminationsphase isst du es wieder und beobachtest, was passiert. Wenn die Beschwerden jetzt wiederkehren, kannst du dir sicher sein, dass du dieses Nahrungsmittel nicht verträgst. Aber Achtung: Wenn

39 Asprey 2018, S. 147

es sich dabei um eine Allergie handelt, sollte man den Provokationstest nur unter Aufsicht eines erfahrenen Allergologen durchführen, da die Reaktion in diesem Fall heftig ausfallen kann. [40]

Oft werden von Allergologen auch Prick-Tests gemacht, wobei eine kleine Nahrungsmittelprobe auf die Haut gebracht wird. Wenn sich innerhalb einer Viertelstunde Röte oder Schwellung zeigt, schließt man den auslösenden Stoff aus der Ernährung aus und prüft, ob sich das Befinden verbessert. Alternativ gibt es auch Bluttests, durch die sich Antikörper gegen eine Vielzahl von Nahrungsmitteln testen lassen. Hohe Antikörperkonzentrationen gelten als Anzeichen für eine Unverträglichkeit. Doch auch völlig gesunde Menschen bilden mitunter Antikörper gegen gewöhnliche Nahrungsmittel wie Eier, Milch und Weizen. Die Tests geben keinen Aufschluss darüber, wer wirklich ein Problem mit den Nahrungsmitteln hat und wer nicht. Sowohl der Prick-Test als auch der Antikörper-Bluttest können in bis zu 50 Prozent der Fälle falsch sein, was keine solide Basis für die lebenslange Vermeidung eines Nahrungsmittels darstellt.[41]

Ein Beispiel für einen Antikörper-Bluttest, der wirklich überhaupt keinen Sinn macht, ist der sogenannte "Immunglobulin-G-Test", den viele Heilpraktiker und Ärzte gern als Selbstzahler-Leistung anbieten. Dieser Test stützt sich auf das Immunsystem, das aber mit den relativ häufigen Nahrungsmittelunverträglichkeiten gar nichts zu tun hat, wie oben bereits beschrieben. Die Antikörper vom Typ Immunglobulin G haben vor allem die Aufgabe, das Immunsystem gegen Bakterien und Viren scharf zu machen. Das Immunsystem produziert sie zwar auch als Reaktion auf andere körperfremde Eiweiße, was aber ohne die Anwesenheit von feindlichen Erregern und den aktivierenden Struktur-

40 Burford-Mason 2017, Pos. 9358

41 Burford-Mason 2017, Pos. 9343-9376

merkmalen auf ihrer Oberfläche zu keiner weiteren Immunreaktion führt. Das einzige, was der Immunglobulin-G-Test aussagt, ist also, dass man mit einem bestimmten Lebensmittel schon einmal in Kontakt war. Damit ist dieser Test vollkommen frei von jedem diagnostischen Wert, selbst in Bezug auf Nahrungsmittelallergien.[42] In meiner Coaching-Praxis kommt es oft vor, dass Klient*innen die Ergebnisse solcher Bluttests mitbringen. Noch dazu liefern unterschiedliche Labore abweichende Ergebnisse. Oft ergeben sich daraus lange Listen von Nahrungsmitteln, die zukünftig für immer zu meiden sind. Daraus folgt eine einseitige Ernährung, die die Sache keinesfalls besser macht. Ich bin dafür, lieber auf das eigene Bauchgefühl, die eigene Erfahrung zu hören als sich auf irgendwelche Gen- oder Bluttests zu verlassen. Diese versprechen scheinbar objektivierbare Ergebnisse. Aber unser Organismus ist meiner Meinung nach viel zu komplex, als dass sich diese Laborergebnisse zur Deutung eignen würden. Verlasse dich also lieber auf deine Erfahrung. Ausprobieren ist zwar ein Weg, der etwas Geduld erfordert, bringt aber die einzig verlässlichen Ergebnisse. Also übe dich in Introspektion!

Es gibt aber auch Nahrungsmittel, die bei fast jedem Menschen Entzündungen verursachen und die wir deshalb so weit wie möglich meiden sollten. Die Auswirkungen fühlt man oft erst einen Tag später, weshalb es auch hier erschwert ist, die Verbindung zur Ursache herzustellen. Eines dieser Nahrungsmittel sind Transfette, die entstehen, wenn flüssigen Pflanzenölen Wasserstoff hinzugefügt wird, um sie stabiler und haltbar zu machen (mehr dazu im Kapitel über Fette und Öle). Deshalb werden sie von Lebensmittelproduzenten gern für ihre Produkte verwendet. Auch in den Fritteusen der Restaurants bilden sich mit der Zeit Transfette, die im

42 Wittig 2015, Pos. 3143-3177

Körper verheerende Schäden anrichten. Das zweite sind Pflanzenöle aus Maiskeimen, Erdnüssen, Distelsamen, Soja und Sonnenblumenkernen, die entzündungsfördernd sind, weil sie sehr leicht ranzig werden und zu viele Omega-6-Fettsäuren enthalten (mehr dazu später im Kapitel über Fette und Öle). Im Verdacht, dass fast alle Menschen empfindlich darauf reagieren, stehen auch Milchprodukte und Gluten.[43] Zusammen mit Histamin sind das die drei Hauptverdächtigen für Nahrungsmittel-Intoleranzen, weswegen ich diesen in der Folge je ein eigenes Unterkapitel widme.

43 Asprey 2018, S. 147-150

Zusammenfassung

- Wichtig ist, zwischen einer Unverträglichkeit und einer Allergie zu unterscheiden. Bei der viel häufigeren Unverträglichkeit handelt es sich um Enzymdefekte, sodass bestimmte Zuckerarten unverdaut in den Dickdarm gelangen. Eine Allergie hingegen wird durch ein hyperaktives Immunsystem verursacht.
- Die meisten Nahrungsmittel sind potenziell unverträglich, da nichts auf der Erde lebt, um uns zu ernähren. Pflanzen betreiben einen ausgefeilten Schutz vor Fressfeinden, Bakterien und Viren. Diese Stoffe sind gesund, wenn wir sie vertragen, da auch unser Körper sie zur Abwehr von Erregern nutzt. Die einzig zuverlässige Methode, eine Nahrungsmittel-Unverträglichkeit oder -Allergie festzustellen, ist eine mehrwöchige Eliminationsdiät mit anschließendem Provokationstest. Bluttests haben oftmals keinen diagnostischen Wert, Gentests sind noch nicht weit genug entwickelt, um wirklich aussagekräftig zu sein.
- Es gibt Nahrungsmittel, die alle Menschen meiden sollten, weil sie Entzündungen verursachen: Transfette, Pflanzenöle aus Maiskeimen, Erdnüssen, Distelsamen, Soja und Sonnenblumenkernen.

Histamin-Unverträglichkeit

Was eine Histamin-Unverträglichkeit ist und wie es dazu kommt

Um zu verstehen, was bei einer Histamin-Unverträglichkeit im Körper geschieht, ist es zunächst einmal wichtig zu wissen, was Histamin überhaupt ist. Histamin ist ein Naturstoff, der im menschlichen Organismus vorkommt, der aber auch im Pflanzenreich und bei Bakterien weit verbreitet ist. Es handelt sich dabei um einen Neurotransmitter, also um einen Botenstoff, den die Nervenzellen benötigen, um bestimmte Informationen zu vermitteln. Dabei steht die Ankurbelung der körpereigenen Abwehrreaktionen im Vordergrund. Histamin wird vom Körper selbst hergestellt und in Mastzellen und anderen Zelltypen gespeichert, um im Bedarfsfall schlagartig freigesetzt werden zu können.

Die Wirkung von Histamin[44]

- Histamin dient als Botenstoff bei der Entzündungsreaktion und bewirkt dort die Anschwellung von Gewebe.
- Histamin führt zur Freisetzung von Adrenalin aus den Nebennieren, Stress führt wiederum zur Freisetzung von körpereigenem Histamin und in der Folge zu Entzündungen. Dieser Zusammenhang ist für Hochsensible besonders interessant, denn wir haben ja aufgrund unserer erniedrigten Reizschwelle schon mehr Stress. Möglicherweise neigen wir deswegen zu höheren Histaminspiegeln und reagieren entsprechend empfindlicher darauf.
- Histamin steigert die Magensäureproduktion.

44 https://www.histaminintoleranz.ch/de/einleitung_kurzfassung.html, abgelesen am 18.6. 2020

- Histamin verengt Blutgefäße, die größer als 80 µm sind, und erweitert kleinere, was zu Hautrötung führt.
- Histamin führt zu kräftigeren Herzschlägen und erhöht deren Frequenz; es kann also Herzrasen auslösen.
- Histamin ist an der Auslösung von Erbrechen beteiligt.
- Histamin wirkt auf das Schmerzempfinden.
- Histamin hemmt die Wirkung zahlreicher anderer Neurotransmitter.
- Pathologisch gesehen ist Histamin an der Entstehung von Allergien und Asthma beteiligt, weswegen eine histaminarme Ernährung auch in diesen Fällen hilfreich ist.

Die Verträglichkeitsgrenze von Histamin liegt bei ungefähr 10 mg; 100 mg Histamin führen bereits zu deutlichen Vergiftungserscheinungen, die durch akute Beschwerden gekennzeichnet sind:

- Atemnot
- Blutdruckabfall
- Rötung der Haut
- Nesselausschlag
- Übelkeit und Erbrechen
- Kopfschmerzen
- Durchfall

Die Verträglichkeitsgrenze kann bei Menschen mit einer Histamin-Unverträglichkeit deutlich herabgesetzt sein. Die Einnahme größerer Mengen an histaminhaltigen Nahrungsmitteln führt dann schon zu Vergiftungssymptomen, z. B. bei Käse und Wein. Wenn man das bedenkt, wird klar, wie vielfältig die Symptome bei einer Histamin-

Intoleranz sein können: Von Herzrasen, Kopfschmerzen, Migräne-Attacken, Magenübersäuerung, Übelkeit und Durchfall bis hin zu Atemnot, Hautausschlägen und Panikattacken aufgrund der Adrenalinausschüttung kann so ziemlich alles passieren.

Neben zahlreichen Umwelteinflüssen, die sich ungünstig auf den Histaminstoffwechsel auswirken (z.B. die Ernährungsgewohnheiten, die Einnahme unverträglicher Medikamente sowie Stress und Umweltgifte) gibt es nach heutigem Kenntnisstand zwei Hauptursachen für eine Histamin-Unverträglichkeit: Mastzellerkrankungen und Histamin-Abbaustörungen. Mastzellen kann man sich als die Wächter des Immunsystems vorstellen. Sie scannen unseren Körper beständig ab, um zu sehen, ob alles in Ordnung ist. Sobald sie einen Feind erkennen, schlagen sie Alarm, indem sie das in ihnen gespeicherte Histamin freisetzen. Dieser Botenstoff ruft nun die Immunzellen herbei, die den Feind vernichten können. Sind die Mastzellen erkrankt, kommt es bei einem Teil von ihnen zu Genmutationen, die zur Daueraktivierung dieser Zellen führen. Dadurch werden sie langlebiger, vermehren sich übermäßig, wandern durch die verschiedensten Körpergewebe, können sich in einzelnen Organen und Geweben ansammeln und dann dort Beschwerden verursachen. Diese hyperaktiven Mastzellen setzen verstärkt Histamin und andere Botenstoffe frei, was zu zahllosen Fehlregulationen im Stoffwechsel und grundlosen Entzündungen führt, weil dauernd falscher Alarm geschlagen wird. Aber auch andere Zelltypen und bestimmte Krebsarten können zu übermäßiger Freisetzung von Histamin führen.[45]

Histamin-Abbaustörungen entstehen, wenn die Enzymaktivität der Histamin abbauenden Enzyme vermindert ist. Dies kann erworben oder angeboren, vorübergehend oder dauerhaft sein. Die Aktivität

45 Mehr dazu erfährst du hier: https://www.mastzellaktivierung.info

dieser Enzyme kann z.B. durch Hemmstoffe, durch Gendefekte oder durch hormonelle Veränderungen im Körper geschwächt werden. Eine wichtige Rolle spielt dabei das Enzym Diaminoxidase (DAO). Es wird besonders in der Darmschleimhaut gebildet, um den Körper vor zu viel Histamin aus der Nahrung zu schützen. Im Innern der Zellen baut die Histamin-N-Methyltransferase (HNMT) Histamin ab und in geringerem Maße auch die Monoaminoxidase B (MAO-B).

Die Histamin-Unverträglichkeit ist also keine Allergie, sondern eine Vergiftung durch einen Botenstoff, den der Körper nicht auf dem Sollwert halten kann. Dieser Zustand ist keine reine Nahrungsmittel-Unverträglichkeit, sondern wird auch durch andere Faktoren beeinflusst: Neben den körperlichen Ursachen hängt es ebenfalls vom Verhalten und von der Umwelt ab, ob und wie stark jemand betroffen ist. Möglicherweise führt erst eine Kombination verschiedener Ursachen zu stärkeren Symptomen. Die Symptome der Histamin-Intoleranz können ähnlich wie bei einer Allergie, einer Lebensmittelvergiftung oder einer Erkältung sein. Sie treten besonders im Zusammenhang mit der Nahrungsaufnahme auf, können aber auch chronisch andauern oder in ihrer Intensität schwanken, ohne dass den Betroffenen ein Zusammenhang mit der Ernährung bewusst wird. Anders als bei einer Allergie, bei der bereits kleinste Spuren des Auslösers genügen, um eine heftige Reaktion hervorzurufen, ist bei der Histamin-Unverträglichkeit die Intensität der Symptome von der Dosis abhängig. Das Problem dabei, eine Histamin-Unverträglichkeit zu erkennen, ist die enorm breite Palette von teils unspezifischen Symptomen, die individuell sehr unterschiedlich ausfallen können.[46]

46 https://www.histaminintoleranz.ch/de/einleitung_kurzfassung.html, abgelesen am 18.6. 2020

Typische Leitsymptome der Histamin-Unverträglichkeit sind:

- Anschwellende Nasenschleimhaut, laufende Nase, Niesen, Auswurf, Hustenreiz, Atembeschwerden
- Verdauungsprobleme: Durchfall, Bauchschmerzen, Blähungen, Sodbrennen
- Juckreiz, Hautausschlag, Hautrötungen (Flush im Gesicht)
- Hitzewallungen, Schweißausbrüche, gestörtes Temperatur-Empfinden
- Herzrasen, Extrasystolen, Herzklopfen, Blutdruckabfall
- Kopfschmerzen, Migräne, Schwindel
- Schlafstörungen, Müdigkeit
- Übelkeit, Erbrechen
- Menstruationsbeschwerden
- Ödeme (Schwellungen, Wasseransammlungen)
- Angstgefühle und Panikattacken

Anhand der leider ziemlich unspezifischen Symptome kann man eine Histamin-Unverträglichkeit weder diagnostizieren noch ausschließen. Es gibt weder eindeutige Diagnosekriterien noch einen aussagekräftigen Labortest. Zudem sind die Ursachen sehr multifaktoriell. Da eine Allgemeinuntersuchung in der Regel unauffällig ist und keinen Befund liefert, können Ärzte die Leiden ihrer Patienten oft nicht nachvollziehen und sehen keinen Bedarf für weitere Abklärungen. Weitere Verwirrung entsteht, wenn die Symptome nach einer Allergie oder einem Infekt aussehen, ohne dass Antikörper nachgewiesen werden könnten, die damit in Zusammenhang stehen. Wenn es dem Patienten selbst gelingt, histaminreiche Lebensmittel als Auslöser zu identifizieren, ist es möglich, die Aufmerksamkeit eines gut informierten Arztes auf die

Histamin-Unverträglichkeit zu lenken. Ansonsten wird es schwierig. Oft gelingt es den Betroffenen nicht, einen Zusammenhang mit der Ernährung zu erkennen. Meist haben Betroffene eine lange Odyssee hinter sich, während der sie vergeblich von Arzt zu Arzt pilgern und nach kostspieligen Untersuchungen aus Unverständnis immer wieder als gesund entlassen oder als Psychosomatiker oder Hypochonder abgestempelt werden. Ein Arztbesuch ist aber trotz fehlender Diagnosemöglichkeiten, was die Histamin-Unverträglichkeit betrifft, zur differentialdiagnostischen Abklärung anderer in Frage kommender Erkrankungen wichtig.[47]

Welche Nahrungsmittel bei Histamin-Unverträglichkeit zu meiden sind

Histamin ist nicht nur ein körpereigener Botenstoff, sondern auch ein Gärungs-, Reifungs- oder Verderbnisprodukt, das von Bakterien in großen Mengen gebildet wird und in den meisten Nahrungsmitteln in stark unterschiedlicher Konzentration enthalten ist. Besonders leicht verderbliche Produkte sind im frischen Zustand oft nahezu histaminfrei, können sich aber mit zunehmender Lagerdauer zu wahren „Histaminbomben“ entwickeln.[48]

Folgende Nahrungsmittel sind reich an Histamin:

- Käse, und zwar besonders Hartkäsesorten, die länger reifen, wie z.B. alter Gouda oder Parmesan
- Wein, Sekt, Bier, Whisky, Cognac
- Sauerkraut, weil es milchsauer vergoren ist und deshalb viele Bakterien enthält

47 https://www.histaminintoleranz.ch/de/einleitung_kurzfassung.html, abgelesen am 18.6. 2020

48 Schweizerische Interessengemeinschaft für Histamin-Intoleranz, https://www.histaminintoleranz.ch/de/einleitung.html, abgelesen am 4.3.2020

- Essig und andere fermentierte Lebensmittel
- leicht verderbliche Nahrungsmittel wie Fisch und Fleisch, die im frischen Zustand nahezu histaminfrei sind, was sich aber durch Bakterienbefall schnell ändern kann
- Wurstwaren wie z.B. Salami

Es kann beispielsweise vorkommen, dass junger Gouda und Frischkäse gut vertragen werden, alter Gouda und Parmesan aber nicht. Oder man verträgt frisch gekochte Nudeln gut, wenn sie aber eine Weile außerhalb des Kühlschranks stehen nicht mehr, weil sich dann schon zu viele Bakterien gebildet haben, die fleißig Histamin produziert haben. Deswegen kann die Zuordnung zur Ernährung bei der Histamin-Unverträglichkeit so schwierig sein - einmal hat man die Nudeln vertragen, einmal nicht, einmal hat man Gouda vertragen, einmal nicht, und auf die Idee, dass sich diese Mahlzeiten in der Lagerdauer unterschieden haben, kommt man einfach nicht.
Außer den Nahrungsmitteln, die per se histaminhaltig sind, gibt es auch welche, die als Histaminliberatoren wirken, d.h. sie bringen die Mastzellen, in denen unser körpereigenes Histamin gespeichert ist, schlagartig dazu, dies freizusetzen. Kakao beispielsweise enthält zwar selbst kein Histamin, ist aber ein Histaminliberator, ebenso die scharfen Senföle in Zwiebeln, Knoblauch, Chili etc. Die einzige zuverlässige Möglichkeit, eine Histamin-Unverträglichkeit festzustellen, besteht in einer Eliminationsdiät, bei der auf alle Nahrungsmittel mit Histaminpotenzial konsequent verzichtet wird, also nicht nur auf per se histaminhaltige, sondern auch auf solche, die den Histaminabbau hemmen oder Histaminliberatoren enthalten. Sollte tatsächlich eine Histamin-Unverträglichkeit vorliegen, beginnt schon in den ersten Tagen eine spürbare Besserung der Beschwerden. Nach deren Ab-

klingen ermittelt man seine individuelle Toleranz-Schwelle, indem man Schritt für Schritt einzelne gemiedene Nahrungsmittel wieder einführt und die Reaktion beobachtet. So baut man seinen Speiseplan nach und nach so weit wie möglich wieder aus.

Bei der Eliminationsdiät sollte man mindestens folgende Lebensmittel meiden:[49]

- ***Obstsorten:*** Erdbeeren, Zitrusfrüchte, Kiwi, Banane, Ananas und Himbeeren
- ***Gemüsesorten:*** Spinat, Tomaten in jeglicher Form, Auberginen, Avocado, Oliven und Pilze sowie milchsauer eingelegtes Gemüse wie z.B. Essiggurken, eingelegte rote Bete oder Sauerkraut
- ***Fleisch:*** Muskelfleisch enthält einen hohen Anteil an Histidin, das sich mit zunehmender Lagerung und Konservierung zu Histamin umbaut. Nicht verzehrt werden sollten deshalb rohe, gepökelte und geräucherte Fleischwaren wie z.B. Salami, Schinken, Landjäger, Leberwurst, Cervelatwurst etc.
- ***Fisch:*** Thunfisch, Makrele und Sardinen sollte man unbedingt meiden, ebenso Räucherfisch, Fischkonserven wie Matjes, Rollmops, Hering etc. Meeresfrüchte und Schalentiere gehören zu den Histaminliberatoren, weshalb sie auch frisch unverträglich sein können.
- ***Käse:*** Emmentaler, Harzer, Tilsiter, reifer Camembert oder Roquefort bzw. Schimmelkäse, Parmesan und alter Gouda
- ***Hülsenfrüchte, Nüsse und Samen:*** Die einzigen verträglichen Nussarten bei Histamin-Unverträglichkeit sind Maca-

---

49 Art. Histaminintoleranz (HIT) - was kann man noch essen? In: Mein Allergie-Portal, https://www.mein-allergie-portal.com/histaminintoleranz/191-histaminintoleranz-hit-was-kann-man-noch-essen.html, abgelesen am 5.3.2020

damia und Kokos

- ***Süßwaren:*** dunkle Schokolade und andere mit Kakao hergestellte Produkte, Carobpulver, Nusscremes, Erdbeermarmelade sowie Marmelade aus unverträglichen Obstsorten und Knabberartikel mit Glutamat (oft als Hefe-Extrakt deklariert)
- ***Getränke:*** Kaffee, schwarzer Tee, Kakao, Fruchtsäfte aus Zitrusfrüchten und unverträglichen Obstsorten
- ***Alkoholische Getränke:*** v.a. Rotwein und Sekt, aber auch Weißwein und Bier; klare Spirituosen werden in kleinen Mengen vertragen, weil durch den Destillationsvorgang viel Histamin herausgefiltert wird.
- ***Gewürze:*** Balsamico rot und weiß, Rotweinessig, Tafelessig, Tomatenmark, Ketchup, Würzsoßen, fermentierte Sojaprodukte wie Sojasauce, Miso, Natto, Tempeh, Sufu, Austernsauce, Glutamat, Hefeextrakte, Hefepasten, scharfe Gewürze
- ***Zusatzstoffe*** in Fertigprodukten

Diese Liste reicht aus, um auszuprobieren, ob sich deine Symptome durch eine histaminarme Ernährung verbessern. Sie ist aber nicht vollständig, weil das den Rahmen dieses Kapitels sprengen würde. Die beste, zuverlässigste und ausführlichste Liste, die ich kenne, findest du im Downloadbereich dieser Seite: www.mastzellaktivierung.info
Wenn du eine Eliminationsdiät durchführen möchtest, solltest du dich an die Empfehlungen dieser Liste halten. Dort ist auch genau verzeichnet, ob ein Nahrungsmittel Histamin enthält, es ein Histaminliberator ist oder die Histamin-Abbau-Enzyme hemmt. Bequemer ist die Nutzung einer App, die vom gleichen Autor mitentwickelt wurde: www.lebensmittel-intoleranzen.info

Da auch ich unter einer Histamin-Unverträglichkeit leide, nutze ich diese App bei meinen Einkäufen. Denn weil ich immer saisonal einkaufe, ist es mir früher oft passiert, dass sich im jahreszeitlichen Wechsel wieder unverträgliche Gemüse-Sorten eingeschlichen haben und ich mich dann gewundert habe, warum meine Beschwerden wieder auftraten. Mit dieser App kann ich schnell einmal nachsehen, wie es eigentlich mit Mangold aussieht, und erfahre dann sofort, dass dies keine gute Idee ist. Was ich an dieser App auch sehr gut finde, ist, dass bei den Nahrungsmitteln in grüne = absolut verträglich, gelb = leicht unverträglich, orange = mittel unverträglich und rot = vollkommen unverträglich unterschieden wird. Während du die Eliminationsdiät durchführst, darfst du erst einmal nur die grün markierten Nahrungsmittel essen. Wenn deine Symptome sich nach zwei bis drei Wochen deutlich gebessert haben, kannst du ein gelb gekennzeichnetes Nahrungsmittel, das du gern wieder essen würdest, testen. Wenn sich deine Symptome nach zwei bis drei Tagen wieder verschlechtern, musst du es auf Dauer weglassen. So probierst du nach und nach weitere gelb markierte Lebensmittel aus und tastest dich so voran. Als nächstes nimmst du dir ein paar orange markierte vor. Die rot markierten meidest du sicherheitshalber für immer. Aber Achtung: Denke bei diesem Prozess des Herantastens daran, dass die Histamin-Intoleranz dosisabhängig ist! Es kann beispielsweise sein, dass du fünf gelb markierte Nahrungsmittel verträgst und das sechste dann nicht mehr. Vielleicht verträgst du wirklich das sechste nicht - es kann aber genauso sein, dass die Histaminlast insgesamt durch dieses sechste Nahrungsmittel zu stark angestiegen ist.

Zum Glück ist es bei der Histamin-Intoleranz so, dass du dich trotzdem ausgewogen ernähren kannst. Denn in jeder Lebensmittel-Untergruppe finden sich verträgliche Nahrungsmittel. Es gibt verträgliche und unverträgliche Gemüse, Obstsorten, Proteinquellen und so fort.

Was ein wenig schwierig ist, sind einzelne Nahrungsmittel, an die man vielleicht gewöhnt ist und die für bestimmte Mahlzeiten strukturell wichtig sind. Dafür möchte ich dir jetzt noch ein paar Tipps geben.

Tipp Nr. 1: Brot

Leider vertragen viele Histamin-Empfindliche kein Brot, was auch bei mir zeitweise der Fall war. Denn ein guter Brotteig wird mit Sauerteig und Hefen angesetzt, woraufhin man ihn bis zu drei Tagen gären lässt. Im Prinzip ist das sehr gesund, denn die Mikro-Organismen bewirken eine Art Vorverdauung und reduzieren unbekömmliche Inhaltsstoffe des Getreides, z.B. Gluten und Lektine. Doch dabei produzieren diese Mikro-Organismen leider auch einiges an Histamin. Da Deutsche in der Regel ein bis zwei Brotmahlzeiten täglich einnehmen, kann eine Unverträglichkeit von Brot zum Problem werden.

Dafür habe ich mehrere Lösungen entwickelt. Du kannst dir selbst ein histaminarmes Brot ohne Backtriebmittel backen. Das habe ich ca. zwei Jahre lang getan. Anfangs fand ich dieses Brot extrem lecker. Doch Brot ohne Backtriebmittel ist weniger gut bekömmlich als das mit Sauerteig versetzte, bei dem die Bakterien ihre Arbeit getan haben. Nach ein bis zwei Jahren fiel es mir zunehmend schwerer, mein selbstgebackenes Brot zu essen und schließlich verlor ich ganz den Appetit darauf. Daraufhin bin ich auf Couscous und Emmerflocken umgestiegen. Beide kann man einfach mit kochendem Wasser überbrühen und fünf Minuten stehen lassen, Salz, Olivenöl und Knoblauch darangeben oder mit etwas Pesto aufpeppen (aber bitte eines ohne Parmesan!). Auch Ajvar und andere Gemüse-Aufstriche, die man fertig zu kaufen bekommt, eignen sich gut dafür. Sollten diese wenig Fett enthalten, gib zusätzlich etwas Oliven- oder Kokosöl dazu. Oder du kochst dir Pellkartoffeln auf Vorrat und lagerst sie im Kühlschrank, wo sie sich einige Tage halten. Die kannst du dir bei Bedarf schälen, der Länge nach halbieren und mit Butter oder Kokosöl bestreichen. Sie eignen sich auch gut zum Aufwärmen: Einfach mit Wasser bedecken, einmal gut aufwallen lassen und ein paar Minuten stehen lassen. Damit kam ich sehr gut zurecht, wenn ich schnell ein paar Kohlenhydrate brauchte. Zum Glück hat sich meine Histamin-Unverträglichkeit durch einige Nahrungsergänzungsmittel, über die ich in Teil 3 schreibe, so weit gebessert, dass ich heute gekauftes Bio-Vollkornbrot wieder vertrage.

Rezept: Schnelles Dinkel-Kastanien-Brot

680g Dinkelvollkornmehl, möglichst frisch durchgemahlen und nur grob geschrotet
70 g Kastanienmehl
1-2TL Salz
70g Olivenöl
500ml Wasser

Erst die trockenen Zutaten miteinander vermischen, dann das Olivenöl unterkneten, am Schluss das Wasser hinzugeben und alles gut miteinander vermengen. Den Teig ca. 2 cm dick auf einem Backblech verteilen und das Ganze bei 170° C bei Umluft ca. 35 Minuten backen (auf keinen Fall höher, da Olivenöl nur bis 180° C hitzebeständig ist). Das Brot hält sich nicht gut frisch, deswegen habe ich immer die Hälfte eingefroren. Dinkel ist für die meisten Histamin-Empfindlichen eines der bestverträglichen Getreide, du kannst aber auch andere Getreidesorten verwenden, bis auf Buchweizen, der histaminhaltig ist. Durch den hohen Anteil an Olivenöl schmeckt dieses Fladenbrot herrlich und du benötigst keinen Belag. Das Kastanienmehl ist gut für die Venen und gibt einen süßlichen Geschmack.

Tipp Nr. 2: Essig-Ersatz

Essig ist ein fermentiertes Produkt, das viel Histamin enthält und deswegen in der Karenzphase gemieden werden sollte. Damit hat natürlich jeder Rohkostliebhaber ein Problem: Wie mache ich denn jetzt meinen Salat an? Dafür gibt es zwei Lösungen: Die erste ist, mit sauren Obstsäften zu arbeiten, z.B. mit Acerola-Saft oder Verjus, einem Saft aus unreifen Trauben. Wenn es rote Johannisbeeren gibt, kannst du diese entsaften (oder auch einfach durch die flotte Lotte oder ein Sieb passieren) und danach einkochen. Die zweite Möglichkeit ist, Essig aus Essig-Essenz selbst herzustellen. Dafür benötigt man 3 Teile Wasser und einen Teil Essig-Essenz. Als ich das versucht habe, hat es mit aber schier die Tränen in die Augen getrieben, denn ich war meinen guten Apfel-Essig und Balsamico gewöhnt. Dann habe ich von der Möglichkeit erfahren, statt Wasser Fruchtsaft zu verwenden. Das ergibt einen richtig guten, aromatischen Essig. Meine Lieblingsmischung besteht aus einem Liter Apfelsaft, einem Drittelliter Heidelbeersaft und 0,45 Liter Essig-Essenz.

Wenn es im Sommer rote Johannisbeeren gibt, passiere ich sie durch die flotte Lotte und gebe auf drei Teile Johannisbeermark einen Teil Essig-Essenz. Da diese Mischung lange haltbar ist, lege ich mir davon Vorräte an, die bis in den Spätsommer reichen. Dieser Johannisbeer-Essig ist saurer als gewöhnlicher Essig, weswegen er etwas sparsamer verwendet werden kann. Im Herbst gibt es beim Apfelbauern im Nachbarort rohen Apfelsaft direkt aus der Kelter. Auch davon mache ich mir einen Apfel-Essig und lege mir einen Wintervorrat an. Man kann auch anderes Obst der Saison frisch entsaften oder passieren, der Phantasie sind hier nur die Grenzen der Histamin-Freiheit gesetzt.

Was außer einer speziellen Diät noch gegen die Hista-

min-Unverträglichkeit hilft

Die wichtigste Maßnahme bei einer Histamin-Unverträglichkeit ist und bleibt das konsequente meiden von Auslösern in der Ernährung. Doch leider gibt es bei der Histamin-Intoleranz eine Besonderheit: Während jemand mit einer Erdnuss-Allergie vollkommen symptomfrei ist, wenn er dieses Allergen meidet, ist dies bei der Histamin-Unverträglichkeit oft nicht der Fall. Das liegt daran, dass es sich bei der Histamin-Unverträglichkeit um ein multifaktorielles Geschehen handelt, das über die Ernährung nur bedingt gesteuert werden kann. Deswegen ist es wichtig, weitere Maßnahmen vorzunehmen. Dabei kann man von zwei Seiten herangehen: Man kann die Aufnahme von Histamin im Darm hemmen und man kann die Mastzellen im Körper stabilisieren.

Die Aufnahme von Histamin im Darm hemmen

Eine mögliche Ursache für eine Histamin-Unverträglichkeit ist, wie oben bereits beschrieben, ein Mangel an Diaminoxidase (DAO), dem Enzym, das die Darmschleimhaut bildet, um Histamin aus der Nahrung bereits im Darm abzubauen. Dieses DAO wird normalerweise aus Schweinenieren hergestellt und ist deshalb für konsequente Vegetarier*innen und Veganer*innen nicht geeignet. Es gibt aber auch ein veganes DAO aus Hülsenfrüchten, mit dem ich sehr gute Erfahrungen gemacht habe. Mehr dazu (und auch zu allen anderen Tipps in diesem Abschnitt) findest du in den Produktempfehlungen am Ende dieses Buches.

- Eine weitere Möglichkeit ist die Einnahme von Cromoglycinsäure, einem Mastzellenstabilisator. Diese verbleibt im Darm und wird nicht resorbiert, stabilisiert aber die dortigen Mastzellen. Das kann in vielen Fällen zu einer Linderung der Symptome führen. Der Nachteil ist, dass das Medikament rechtzeitig vor jeder Mahlzeit eingenommen werden muss und auf lange Sicht dann auch recht teuer ist. Ich habe es ausprobiert, bei mir hat es leider nichts gebracht.

- Übrigens enthält auch die Angelikawurzel einen mastzellstabilisierenden Wirkstoff, der der Cromoglycinsäure ähnlich ist. Du kannst dir diese Heilpflanze einfach in der Apotheke besorgen und dir selbst eine Tinktur herstellen, indem du ein Schraubglas zu einem Drittel mit der Wurzel füllst und das Ganze mit Doppelkorn aufgießt. Dann lässt du das Ganze zwei Wochen durchziehen und schüttelst es täglich durch. Fünf Tropfen dieser Tinktur in etwas Wasser 15 Minuten vor dem Essen eingenommen haben einen ähnlichen Effekt wie das schulmedizinische Medikament. Sowohl Cromoglycinsäure als auch Angelikawurz helfen besonders dann, wenn viele Darmsymptome auftreten, denn dann befinden sich dort auch zu stabilisierende Mastzellen.
- Was ebenfalls gut funktioniert, ist, einfach einen Esslöffel Heilerde täglich eine halbe Stunde vor dem Frühstück einzunehmen. Heilerde bindet viele Schadstoffe im Darm und ist auch in der Lage, Histamin aufzunehmen, sodass es unseren Körper mit dem Stuhlgang wieder verlässt. Das hat bei mir tatsächlich einen Effekt, der zwar für sich genommen nicht ausreichen würde, den ich aber bemerke, wenn ich die Heilerde weglasse.[50]Mastzellstabilisatoren, die nicht nur lokal, sondern im ganzen Körper wirken, sind:

50 SIGHI Medikamentenführer, https://www.histaminintoleranz.ch/de/downloads.html, Version von 2019

- Palmitoylethanolamin (PEA), ein natürlicher körpereigener Stoff
- Vitamin C hochdosiert: 2000 Milligramm säuregepuffert als Retardkapsel oder Ester-C, weil diese Menge sonst zu Verdauungsbeschwerden führen kann (mehr zu Vitamin C findest du im Kapitel über Nahrungsergänzung).
- Koriander: Einfach ganze Samen kauen und herunterschlucken, Salate mit Korianderkraut würzen, Gemüse-Eintöpfe z.B. aus Weißkohl mit gemahlenem Koriander würzen
- Tamarindenpaste enthält Zimtsäure, einen Mastzellstabilisator. Aus dem Mark der Sauerdattel, wie die Tamarinde auch genannt wird, kann man sehr leckere Saucen kochen: In Kombination mit Mandelmus ersetzt sie in der veganen Küche Schmand. Achtung, Tamarinde wirkt abführend! Man sollte deshalb nicht zu viel davon verwenden.
- Tragant[51]

Die Nahrungsergänzungen, die ich persönlich verwende, findest du in den Produktempfehlungen am Ende dieses Buches. So kannst du dir die mühevolle Recherche-Arbeit ersparen.

51 SIGHI Medikamentenführer, https://www.histaminintoleranz.ch/de/downloads.html, Version von 2019

Nur für den Notfall: Antihistaminika

Wenn es nicht anders geht, nehme ich auch ab und zu ein Antihistaminikum ein. Aber Achtung: Antihistaminika hemmen die Neurogenese! Deswegen verwende ich sie nur im Notfall, wenn ich z.B. irgendwo eingeladen war und etwas gegessen habe, was ich normalerweise meiden würde.

- Dimetinden (Handelsname Fenistil) beispielsweise ist gut bei Kopfschmerzen und Migräne-Anfällen geeignet, die auf Histamin-Unverträglichkeit zurückgehen, weil es durch die Blut-Hirn-Schranke gelangt. Dafür kann es aber müde machen.
- Loratadin ist ein Wirkstoff, der besser für Beschwerden geeignet ist, die im restlichen Körper lokalisiert sind, denn es macht nicht müde. Wenn z.B. die Ursache einer Panik-Attacke in einer Histamin-Ausschüttung liegt, hilft Loratadin besser als spezielle Angstlöser.[52]

52 SIGHI Medikamentenführer, https://www.histaminintoleranz.ch/de/downloads.html, Version von 2019

Zusammenfassung

- Histamin ist ein Botenstoff, der im Immunsystem die Entzündungsreaktion vermittelt.
- Histamin-Intoleranz entsteht durch mutierte, instabile Mastzellen oder durch eine vermehrte Aufnahme von Histamin durch fehlendes DAO.
- Die Symptome einer Histamin-Intoleranz sind unspezifisch und reichen von Herzrhythmusstörungen über Verdauungsbeschwerden und Migräne bis hin zu Ängsten und Panikattacken.
- Die einzige Diagnosemöglichkeit ist eine Ausschlussdiät, bei der histaminhaltige Nahrungsmittel, aber auch solche, die den Abbau von Histamin hemmen sowie Histaminliberatoren zu meiden sind.
- Zusätzlich zur Ausschlussdiät gibt es verschiedene naturheilkundliche und schulmedizinische Möglichkeiten, die Mastzellen zu stabilisieren oder die Aufnahme von Histamin zu verringern, um so eine gute Lebensqualität zu erreichen. Notfalls kann man auch einmal ein Anti-Histaminikum einnehmen.

Unverträglichkeit von Milchprodukten

Die bekannteste Form der Milchunverträglichkeit ist wohl die Laktose-Intoleranz. Menschen, die darunter leiden, fehlt es an Laktase, einem Enzym, das der Körper für die Verdauung des Milchzuckers, der Laktose, benötigt. Genauer betrachtet ist dieser Zustand eigentlich vollkommen normal. Das menschliche Erbgut gestattet es nämlich von Natur aus nur Säuglingen, den in der Muttermilch enthaltenen Milchzucker, die Laktose, abzubauen. Nach dieser Zeit wird dieses Programm normalerweise abgeschaltet und man würde sogar die Milch der eigenen Mutter nicht mehr vertragen. Bei vielen Europäern und US-Amerikanern erlaubt jedoch eine Erbgut-Veränderung, die erst vor wenigen tausend Jahren eintrat, den Milchzucker weiterhin zu Glucose und Galaktose zu verdauen. Das heißt, dass bei ihnen, im Gegensatz zu den meisten Afrikanern, Asiaten und Südamerikanern, die Abschaltung des Laktose-Abbau-Programms nicht mehr funktioniert.[53] Während es bei uns nur 15 Prozent Laktose-Intolerante gibt, sind es bei der Weltbevölkerung insgesamt 70 Prozent, sodass man dies als einen völlig normalen Zustand ansehen kann. Neben der angeborenen gibt es aber auch eine erworbene Laktose-Intoleranz, die aufgrund von Schädigungen der Darmschleimhaut zustande kommt, die daraufhin die Bildung des Enzyms Laktase einstellt. In diesem Fall hat man Milchprodukte lange gut vertragen, dann aber plötzlich nicht mehr. Auslöser dafür können alle Faktoren, die den Darm beeinträchtigen, sein, z.B. Pilzinfektionen, andere den Darm belastende Unverträglichkeiten und natürlich Darmerkrankungen wie Zöliakie, Morbus Crohn oder bakterielle Darminfektionen. Auch Medikamente können eine Laktose-Intoleranz auslösen, z.B. Antibiotika oder Zytostatika. In all

53 Nehls 2019, Pos. 485-529

diesen Fällen kann sich die Laktose-Intoleranz wieder zurückbilden, sobald die Erkrankung auskuriert ist bzw. die Medikamente abgesetzt wurden. Doch wenn die Darmflora und -schleimhaut zu stark geschädigt sind, kann die Laktose-Intoleranz dauerhaft bestehen bleiben. Isst man als Laktose-intoleranter Mensch trotzdem Milchprodukte, kann der Milchzucker nicht abgebaut werden und gelangt unverdaut in den Dickdarm. Das freut die dortigen Darmbakterien, die sich sofort auf die Laktose stürzen, und es kommt zu heftigen Gärprozessen. Laktose zieht zudem Wasser an, sodass der Darm sich immer stärker füllt. Durch die bakterielle Zersetzung des Milchzuckers entstehen organische Säuren wie Milch- oder Essigsäure, die die Darmperistaltik weiter antreiben. In der Folge kommt es zu Bauchkrämpfen, Blähungen und Durchfall, aber auch zu subtileren Beschwerden wie Kopfschmerzen, Schwindel oder chronischer Müdigkeit.[54]

Weniger bekannt ist, dass viele Menschen auch auf das wichtigste in Milchprodukten enthaltene Protein, das Kasein, mit Unverträglichkeit reagieren. Es ist ähnlich wie Gluten aufgebaut, weswegen Menschen, die auf das eine sensibel reagieren, oft auch das andere nicht vertragen. Bei vielen Menschen wird Kasein zu Casomorphin abgebaut, das sich an die Opiat-Rezeptoren im Gehirn bindet und beruhigend wirkt. Milchprotein verursacht Entzündungen und verringert die Funktion der Mitochondrien. Außerdem bindet es die guten Polyphenole aus der Nahrung, was auch wieder die Mitochondrien schwächt. Durch Milchproteine werden Polyphenole 3,4mal schlechter vom Körper aufgenommen. Milchprotein verändert unsere Mitochondrien also nicht nur zu unserem Nachteil, sondern verhindert noch dazu, dass jene Nährstoffe aufgenommen werden, die unsere Mitochondrien re-

54 Art. Laktoseintoleranz: Symptome, Ursachen und Lösungen in: Zentrum der Gesundheit, https://www.zentrum-der-gesundheit.de/laktoseintoleranz.html, abgelesen am 10.3.2020

parieren und kräftigen.[55] Mehr über die Bedeutung der Polyphenole findest du im Kapitel über Gemüse und Obst.

Aber auch jenseits dieser konkreten Unverträglichkeitsreaktionen ist der Nährwert der Milch fraglich:

- Kuhmilch ist für ein kleines Gehirn in einem großen Körper optimiert und aufgrund ihrer Nährstoffzusammensetzung weder für Menschenbabys noch für Erwachsene besonders geeignet.
- Aufgrund ihres hohen Kalzium-Gehalts wird Milch noch immer als „gut für die Knochen" angepriesen, obwohl unzählige Studien zeigen, dass Milchtrinker eher zu Osteoporose neigen und im Alter häufiger Knochenbrüche erleiden als Menschen, die keine Milch trinken. Das liegt daran, dass Milchproteine zu einer Übersäuerung unseres Stoffwechsels führen. Unser Körper ist aber dazu gezwungen, den ph-Wert unseres Blutes peinlich genau einzuhalten. Also setzt er Knochenphosphat zur Säure-Pufferung frei, was wiederum eine Entkalkung der Knochen verursacht.[56] Dies ist vielleicht eine Erklärung dafür, dass Osteoporose bei asiatischen Völkern, die kaum Milchprodukte verzehren, seltener vorkommt.[57]
- Als Muttermilchersatz kann Kuhmilch Typ-1-Diabetes fördern. Außerdem verändern die Signalstoffe, die eigentlich an das Kalb gerichtet sind, den menschlichen Stoffwechsel und erhöhen so auch noch das Risiko für Typ-2-Diabetes.
- Mehrere voneinander unabhängige Studien deuten darauf

---

55 Asprey 2018, S. 148f

56 Nehls 2019, Pos. 485-551

57 Burgerstein Handbuch Nährstoffe 2018, S. 201

hin, dass Milchprodukte die Neurogenese hemmen und das Alzheimer-Risiko erhöhen. Das heißt, dass sie das Gehirn eher belasten,[58] was gerade für hochsensible Menschen ziemlich kontraproduktiv ist. Einer der Stoffe, die dafür verantwortlich sind, ist die Galaktose, die bei der Verdauung des Milchzuckers entsteht. In der Forschung werden Infusionen mit Galaktose dazu verwendet, um bei Versuchstieren Hirnfunktionsstörungen und Alzheimer auszulösen. Wahrscheinlich ist der Grund dafür eine durch Galaktose ausgelöste chronische Hirnentzündung. Die baden-württembergische Alzheimer-Gesellschaft warnt ausdrücklich vor Galaktose, um Alzheimer vorzubeugen.[59]

Milchprotein und Milchzucker sind also für alle Menschen mehr oder weniger ungesund, weswegen jede*r seinen Konsum an Milchprodukten überdenken und darauf achten sollte, nicht mehr davon zu verzehren als man wirklich verträgt. Eine Ausnahme stellt dabei die Butter dar, denn sie enthält fast kein Milchprotein und so gut wie keine Laktose. Für Butter spricht auch, dass das darin enthaltene kurzkettige Fett Buttersäure in Tierstudien nachweislich die Funktion der Mitochondrien steigert. Daneben wirkt die Buttersäure entzündungshemmend und hilft dabei, die Blut-Hirn-Schranke zu schützen. Während also Milchprotein schlecht für die Mitochondrien ist und Milchzucker ein Zucker ist und bleibt, egal wie gut wir ihn verdauen können, gibt es doch Fakten, die für Milchfett sprechen.[60] Wenn man gern Butter isst, ist es wichtig, darauf zu achten, dass es sich dabei um Weide-

58 Nehls 2019, Pos. 485-551

59 Asprey 2018, S. 148f

60 Asprey 2018, S. 129 und 149

butter handelt, d.h. dass sie von Tieren stammt, die Gras zu fressen bekamen, da die Fettzusammensetzung dann weitaus günstiger ist. Dazu mehr im Kapitel über Fette und Öle. Übrigens enthalten auch Sahne, saure Sahne und Schmand viel gutes Milchfett, wenig Milchzucker und kaum Milchprotein. Vorausgesetzt du hast keine Laktose-Intoleranz, sind meines Erachtens ein bis zwei Esslöffel davon täglich vollkommen in Ordnung, sodass du hier nicht auf etwas vollkommen verzichten musst, das du magst.

Wenn du den Verdacht hast, dass du Milchprodukte schlecht verträgst, verzichte zwei bis vier Wochen komplett darauf. Achtung, die meisten Fertigprodukte von Schokolade über Nuss-Nougat-Creme bis zur Tütensuppe enthalten Milchprodukte! Auch diese solltest du von deinem Speiseplan streichen, ebenso "laktosefreie" Milchprodukte, die sehr wohl Milchzucker enthalten, wenn auch in geringen Mengen. Leider gibt es auch viel versteckte Laktose in Fertignahrung, z.B. in Wurstwaren, in verschiedenen Brotsorten und bei der Herstellung von Tabletten. Wenn Laktose nicht deine Baustelle ist, kann es sein, dass du diese kleinen Mengen verträgst. Aber zur Sicherheit solltest du in dieser Karenzphase einmal auf möglichst alles verzichten und die Zutatenlisten studieren, wenn du bestimmte Fertigprodukte weiterhin essen möchtest. Sollte sich dein Befinden in dieser Zeit deutlich verbessern, ist der Fall klar. Ansonsten gibt es zur Diagnose der Laktose-Intoleranz noch den sogenannten H2-Atemtest und die Messung des Blutzuckerspiegels nach Verabreichung einer Milchzuckerlösung. Steigt der Blutzuckerspiegel danach nicht an, heißt das, dass der Milchzucker nicht resorbiert wird und unverändert in den Dickdarm gelangt.[61] Denke aber daran, dass nicht nur die Laktose,

---

61 Art. Laktoseintoleranz: Symptome, Ursachen und Lösungen in: Zentrum der Gesundheit, https://www.zentrum-der-gesundheit.de/laktoseintoleranz.html, abgelesen am 10.3.2020

sondern auch das Milcheiweiß deinen Körper belasten und zu Unverträglichkeitsreaktionen führen kann. Nach der Karenzphase kannst du versuchen wieder Butter zu essen, solltest du sie vermisst haben, und beobachten, wie du sie verträgst. Die pflanzliche Alternative zu Butter ist Kokos-Öl, das bei Raumtemperatur streichfest ist, weswegen du es wie Butter verwenden kannst. Brot schmeckt auch sehr gut, wenn du es einfach mit Olivenöl beträufelst und ein wenig Knoblauchpulver darüber streust. Pflanzliche Alternativen zum Milcheiweiß aus Quark, Käse etc. findest du im Kapitel über Proteine.

Zusammenfassung

- Laktose-Intoleranz ist eigentlich normal, denn nach der Säuglingszeit stellt der Darm in der Regel die Produktion von Laktase ein. 70% der Weltbevölkerung sind Laktose-intolerant!
- Nur durch einen Gen-Defekt ist das bei Europäern anders - 85% können weiterhin Milchzucker verdauen.
- Bei Laktose-Intoleranz gelangt der Milchzucker unverdaut in den Dickdarm und verursacht dort Blähungen und Durchfall.
- Bei Verdacht auf Laktose-Intoleranz sollte man zunächst zwei bis vier Wochen auf Milchprodukte verzichten. Zusätzlichen Aufschluss kann ein H2-Atemtest geben.
- Milch und Milchprodukte sind aber auch unabhängig von Unverträglichkeits-Reaktionen kritisch zu sehen: Kuhmilch ist auf ein kleines Gehirn mit einem großen Körper optimiert; viele Menschen reagieren empfindlich auf Milchprotein; Milchprodukte übersäuern den Körper, der zur Pufferung Mineralien aus den Knochen frei setzt, was zu Osteoporose führen kann; Milchprodukte können Diabetes Typ 1 und 2 verursachen.
- Wenn du auf Milchprodukte nicht verzichten möchtest, sind Butter, saure Sahne und Schmand in Ordnung, da sie kaum Milchzucker und Milchprotein enthalten.

Gluten-Unverträglichkeit

"Gluten" ist das lateinische Wort für "Leim" und genau diese klebrige Eigenschaft gibt Backwaren aus Weizen und anderen glutenhaltigen Getreiden ihre elastische, zähe Konsistenz. Außer in Weizen findet man Gluten in Dinkel, Roggen, Kamut, Gerste und Malz. Hafer ist eigentlich glutenfrei, enthält aber oft kleine Mengen an Gluten, weil er abwechselnd mit Weizen angebaut oder in den gleichen Maschinen verarbeitet wurde. Grundsätzlich gibt es zwei Formen der Gluten-Unverträglichkeit, die Gluten-Sensitivität und die Zöliakie. Zöliakie ist eine schwerwiegende Erkrankung, bei der Gluten eine Autoimmunreaktion auslöst, die die Darmschleimhaut zerstört. Gluten-Sensitivität ist eine übertriebene Immunreaktion auf Gluten, die zu Entzündungen im ganzen Körper führt. Auch sie hat das Potenzial für eine Autoimmunreaktion, bei der das Immunsystem Körper- oder Gehirngewebe zerstört. Bei beiden Formen handelt es sich also um eine anormale Immunreaktion auf Gluten, und beide Formen haben in den letzten Jahren rasant zugenommen, wie eine Studie von 2009 zeigte, die Blutproben von US-Bürgern aus den Jahren 1948-54 mit solchen aus dem Jahr 2009 verglich. Es ergab sich, dass die Zöliakie-Quote von 1:700 auf 1:100 angestiegen war. Damit ist Zöliakie immer noch relativ selten, zumindest kann man damit den Hype um glutenfreie Produkte in den letzten Jahren nicht erklären. Aber die Gluten-Sensitivität kommt weit häufiger vor. Wenn du das Gefühl hast, dass dein Gehirn nicht richtig arbeitet, solltest du unbedingt eine Gluten-Sensitivität ausschließen.[62]

62 Kharrazian 2013, S. 125f

Die Symptome einer Gluten-Sensitivität sind:[63]

- Müdigkeit und Konzentrationsschwierigkeiten nach dem Konsum von Getreide
- Schwellungen, aufgedunsenes Gesicht nach dem Konsum von Getreide
- Du fühlst dich besser, wenn du Brot und Körner meidest.
- Du reagierst in irgendeiner Form auf Getreideprodukte.

Das Problem ist, dass das Gluten, das wir heute essen, ein anderes ist als das unserer Kindheit, unserer Eltern oder Großeltern. Besonders Weizen wurde über die Jahre stark überzüchtet und in diesem Prozess wurde sein Gluten für uns Menschen entzündungsfördernder. Auch ohne Gentechnik kann das Kreuzen verschiedener Weizenarten seine Proteinzusammensetzung bis zu fünf Prozent verändern, sodass es sich sehr vom ursprünglichen unterscheidet. Der Grund dafür ist, dass man die Backeigenschaften des Weizens immer weiter verbessern wollte, um besonders lockere und weiche Brote und Brötchen backen zu können, deren Teige stark aufgehen und die trotzdem stabil bleiben. Das ist nur mit dem neuen, veränderten Gluten möglich und dies scheint eine große Rolle beim starken Anstieg der Zöliakie und der Gluten-Sensitivität zu spielen, aber auch bei Entzündungen, Degenerationserscheinungen und Autoimmunreaktionen des Gehirns und des Nervensystems.[64]

Übrigens weisen nur etwa ein Drittel aller Menschen mit Gluten-Sensitivität überhaupt Verdauungsbeschwerden auf. Die meisten leiden unter Kopfschmerzen, Gehirn-Nebel und anderen neurologischen Beschwerden. Dass sich die Gluten-Sensitivität eher im Ge-

63 Kharrazian 2013, S. 123
64 Kharrazian 2013, S. 129-131

hirn als in der Verdauung zeigt, liegt daran, dass Gluten eine ähnliche Struktur wie bestimmte Proteine im Nervengewebe hat. So kann es leicht passieren, dass das Immunsystem versehentlich Antikörper gegen das körpereigene Nervengewebe statt gegen Gluten bildet und so das Gehirn attackiert. Außerdem kann eine durch Gluten ausgelöste Autoimmunreaktion die Blut-Hirn-Schranke angreifen, was zu einem "leaky brain" führt, d.h. dass Stoffe ins Gehirn gelangen können, die dort eigentlich nicht hingehören.[65]

Bei folgenden neurologischen Erkrankungen hat sich eine glutenfreie Diät als heilsam erwiesen:[66]

- Psychiatrische Erkrankungen
- Ataxie und Apraxie (Koordinations- und Bewegungsstörungen)
- generelle neurologische Beeinträchtigungen
- Neuromyelitis
- Multiple Sklerose
- Myopathie
- Migräne
- Hörverluste
- kognitive Beeinträchtigungen
- Demenz
- Restless-Legs-Syndrom u.v.a.

Die Testung auf eine Gluten-Sensitivität ist sehr komplex. Denn man kann auf eine ganze Reihe unterschiedlicher Anteile des Glutens reagieren. Gluten besteht aus Glutenin und Gliadin, und Gliadin wird

65 Kharrazian 2013, S. 134f
66 Kharrazian 2013, S. 134f

im Körper zu Alpha-, Omega und Gamma-Gliadin abgebaut. Die meisten Labore testen aber nur auf Alpha-Gliadin und wenn dieser Test negativ ausfällt, heißt es, man könne weiterhin bedenkenlos Gluten verzehren. Obwohl man lange dachte, der Glutenin-Anteil sei nicht autoimmunreaktiv, weiß man es heute besser. Aber auch auf Glutenin wird in der Regel nicht getestet. Die Abbauprodukte des Glutens, die erst beim Verarbeitungsprozess entstehen, werden in der Regel ebenfalls nicht getestet. Außerdem gibt es auch Menschen, die gar nicht auf den Gluten-Anteil des Weizens reagieren, sondern auf dessen Lektine. Diese kommen gerade in Vollkornprodukten vermehrt vor, können bei Unverträglichkeit die Blut-Hirn-Schranke passieren und die Neurogenese stören. Zuletzt kann man auch noch auf die Gluten-Opioide im Weizen reagieren. In diesem Fall kann eine glutenfreie Ernährung sogar zu Entzugserscheinungen wie Depression, Stimmungsschwankungen und Bauchkrämpfen führen.[67] Wenn man jetzt nicht gerade eine*n Top-Mediziner*in oder Heilpraktiker*in an der Hand hat, der/die sich mit all dem auskennt, oder ein Labor kennt, das all diese Parameter testet, kann eine erfolgreiche Testung also ziemlich utopisch sein. Aber wie in der Einleitung zu den Unverträglichkeiten beschrieben, ist eine Testung auch gar nicht nötig. Wer sich in den oben beschriebenen Symptomen und Krankheitsbildern wiederfindet, kann sich einfach einmal ein paar Wochen glutenfrei ernähren und beobachten, was passiert. Dabei sollte man glutenhaltige Nahrungsmittel meiden, aber auch diejenigen, die im Verdacht stehen, Kreuzreaktionen zu verursachen. Die eigene Erfahrung zählt am Ende mehr als irgendwelche Laborwerte.

67 Kharrazian 2013, S. 139-142

Glutenhaltige Nahrungsmittel sind:

- Weizen
- Dinkel
- Gerste
- Kamut
- Roggen
- Hafer, außer, er ist als glutenfrei deklariert

Nahrungsmittel, die im Verdacht stehen, Kreuzreaktionen mit Gluten zu verursachen:

- Kasein (Milchprotein) ist, wie im Kapitel über Milchunverträglichkeit bereits beschrieben, ähnlich aufgebaut wie Gluten
- Mais
- Hafer, auch glutenfreier
- Lösliches Kaffeepulver
- Hefe
- Sesam

Versteckte Gluten-Quellen:

- Modifizierte Stärke
- Emulgatoren und Stabilisatoren
- Lebensmittelfarben
- Malzextrakt
- Dextrine
- Klärungsmittel in einigen Rotweinsorten

Oft übersehene Glutenquellen:

- Verarbeitete Würzmittel wie Ketchup, Senf, fertiges Salatdressing
- Wurstwaren und Pasteten
- Bier
- Sojasauce

Ebenso sollte man Fastfood und Fertiggerichte meiden, da dort viele Stoffe enthalten sein können, die glutenhaltig sind. Eine glutenfreie Ernährung ist einfach, wenn man verarbeitete Nahrungsmittel meidet, stattdessen Fleisch, Fisch, Gemüse und Obst isst und sein Essen mit glutenfreien Gewürzen zubereitet. Die meisten Menschen, die auf Gluten reagieren, fühlen sich nach einer Woche schon deutlich wohler, manchmal kann es aber auch länger dauern. Leider können schon kleinste Mengen an Gluten die Autoimmunreaktion wieder anheizen, indem sie einen Domino-Effekt im Immunsystem auslösen, der lange braucht, um sich wieder zu beruhigen. Deswegen sollte die glutenfreie Diät sehr konsequent eingehalten werden. Leider ist es oftmals keine Lösung, auf glutenfreie Getreide-Sorten wie Mais, Quinoa, Hirse, Reis oder Buchweizen umzusteigen. Menschen, die aufgrund ihrer glutenfreien Diät davon mehr essen, entwickeln oft auch diesen Getreiden bzw. Pseudogetreiden gegenüber Unverträglichkeiten. Wenn du also das Gefühl hast, dass deine glutenfreie Diät dich nicht wirklich weiterbringt, solltest du einen Versuch machen, auch einmal für zwei Wochen auf diese Getreide zu verzichten.[68]

Ich war im Jahr 2018 fünf Monate lang glutenfrei, weil ich mich im Rahmen einer Darmsanierung auf eine vegane Weise ketogen ernährt habe. Das heißt, dass ich in dieser Zeit komplett auf Kohlen-

68 Kharrazian 2013, S. 147-151

hydrate verzichtet habe, indem ich hauptsächlich grüne Gemüsesorten mit 50 Gramm Kokos- oder Olivenöl pro Mahlzeit verzehrt und Eiweißdrinks auf der Basis von Reisprotein zu mir genommen habe. Mein Körper musste also seinen Stoffwechsel von Glukose auf Keton-Körper umstellen. Keton-Körper sind kleine Fettbruchstücke, die unser Körper genau wie Glukose zur Energiegewinnung verwenden kann. Dabei war es gar nicht meine Absicht gewesen, Gluten zu vermeiden, es ist mir erst im Nachhinein bewusst geworden, dass ich dadurch auch einen Glutentest gemacht habe. Bei mir ist es so, dass ich keinen Unterschied bemerke, ob ich Gluten esse oder nicht. Ganz im Gegenteil, ich habe durch die ketogene Ernährung nach drei Monaten nach und nach Beschwerden bekommen, die wieder verschwunden sind, als ich wieder Getreide gegessen habe. Von daher gehe ich davon aus, dass ich Gluten vertrage. Es ist inzwischen nachgewiesen, dass Wildgetreide, schon lange bevor wir zu Ackerbauern wurden, Teil der menschlichen Ernährung waren. Ich bevorzuge ursprüngliche Sorten wie Emmer und Hafer, die fast glutenfrei sind. Was ich damit sagen will, ist, dass jeder Mensch ganz unterschiedlich reagiert und dass ich die gegenwärtige Gluten-Verteufelung für übertrieben halte. Bei mir ist es so, dass ich glutenhaltigen Weizen, Dinkel, Hafer, Kamut und Emmer einwandfrei vertrage. Quinoa vertrage ich überhaupt nicht, obwohl er glutenfrei ist. Auf Buchweizen reagiere ich ebenfalls, weil er Histamin enthält und für mich ungesund ist, obwohl er glutenfrei ist.

Ich bin erleichtert, denn eine vegane oder vegetarische Ernährung, die streng glutenfrei ist, ist nach den oben genannten Kriterien auf lange Sicht kaum durchführbar. Aber auf der anderen Seite nehme ich das Thema Gluten-Sensitivität sehr ernst, denn viele Forschungsergebnisse weisen auf die Bedeutung und die Zunahme dieses Phänomens hin.

Es lohnt sich also, die glutenfreie Ernährung auszuprobieren. Ich kenne einige hochsensible Menschen, die glutensensitiv sind und den Unterschied deutlich spüren. Nur verallgemeinern und dem Gluten die Schuld an allem Übel geben, ist meines Erachtens übertrieben. Denn wie gut man Getreide verträgt, hängt auch davon ab, was für ein Ernährungstyp man ist. Dazu mehr im folgenden Kapitel.

Zusammenfassung:

- Gluten ist ein Klebereiweiß, das Backwaren aus Weizen und anderen glutenhaltigen Getreiden ihre elastische, zähe Konsistenz gibt.
- Bei beiden Formen der Gluten-Unverträglichkeit, sowohl bei der Zöliakie als auch bei der Gluten-Sensitivität, handelt es sich um eine Autoimmunreaktion, durch die körpereigenes Gewebe angegriffen wird.
- Hochgezüchteter Weizen mit seinen besonderen Backeigenschaften ist besonders problematisch, weil das Klebereiweiß dafür genetisch verändert wurde.
- Nur etwa ein Drittel aller Menschen mit Gluten-Sensitivität bekommen Probleme mit der Verdauung - die meisten leiden unter Kopfschmerzen, Gehirn-Nebel und anderen neurologischen Beschwerden.
- Gluten besteht aus Glutenin und Gliadin, und Gliadin wird zu Alpha-, Omega und Gamma-Gliadin abgebaut. Die meisten Labore testen aber nur auf Alpha-Gliadin, was nicht ausreicht, um eine Gluten-Sensitivität zu diagnostizieren.
- Am einfachsten kannst du eine Gluten-Sensitivität feststellen, indem du ausprobiert, wie du dich fühlst, wenn du auf glutenhaltige Nahrungsmittel verzichtest. Die meisten Gluten-Sensitiven fühlen sich bereits nach einer Woche deutlich besser.

- Auch wenn Gluten-Sensitivität heutzutage ein wachsendes Problem darstellt und es sich bei bestimmten Beschwerden lohnt, auf glutenhaltige Getreidesorten zu verzichten, ist Gluten nicht grundsätzlich für alle schlecht. Auf Produkte mit Mehl aus hochgezüchtetem Weizen (Hamburger-Brötchen, Toast, manche Brötchensorten beim Bäcker, die besonders stark aufgehen) sollte man aber vorsichtshalber verzichten.

Welcher Ernährungstyp bist Du?

Der amerikanische Biochemiker Roger Williams, der sehr bekannt ist, weil er 1938 die Pantothensäure (Vitamin B_5) und 1941 die Folsäure (Vitamin B_9) erstmals isolierte, hatte in den 1930er Jahren bei einer Operation ein Erlebnis, das ihn stark beeinflussen sollte. Sein Arzt wollte ihn, wie damals üblich, mit Morphium narkotisieren. Doch dies regte ihn an, statt ihn zu beruhigen, und je mehr Morphium er bekam, umso stärker rasten seine Gedanken. Obwohl die Ärzte ihm sagten, dass das gelegentlich vorkomme und nichts zu bedeuten habe, ließ Williams der Gedanke nicht mehr los, ob es nicht eine logische Erklärung dafür geben könnte, warum er so anders als die meisten reagierte. Er konnte zwar vorerst keine Lösung finden, aber eines Tages fiel ihm ein alter Atlas der menschlichen Anatomie in die Hände, in dem er auf Zeichnungen "ganz normaler" menschlicher Mägen stieß, die zu seinem großen Erstaunen die verschiedensten Formen und Größen zeigten. Da wurde ihm schlagartig klar, dass jeder Mensch innerlich genauso einzigartig ist wie äußerlich. Noch mehr wunderte er sich über die enormen individuellen Unterschiede in der Zusammensetzung der Magensäfte. Er fand beispielsweise heraus, dass der Papaingehalt bei normalen Erwachsenen um das Tausendfache variieren konnte.

1956 schrieb Roger Willams sein Buch „Biochemical Individuality", einen Klassiker, in dem er folgende Thesen vertrat:

- Alle Bereiche des menschlichen Körpers sind individuell ausgeprägt.
- Jeder Mensch ist einzigartig, sowohl was die großen anatomischen Strukturen betrifft als auch in den mikroskopischen,

sowohl in der Arbeitsweise seiner Organe als auch in der Zusammensetzung seiner Körperflüssigkeiten.

- Diese Unterschiede setzen sich bis in den Aufbau und den Stoffwechsel jeder einzelnen Zelle fort und beeinflussen die Art, wie diese ihre lebenswichtigen Aufgaben erfüllen.
- Aufgrund seiner Erbanlagen stellt jeder Mensch individuelle Bedürfnisse an seine Ernährung.
- Wenn die Zellen nicht mit genau den Nährstoffen versorgt werden, die sie aufgrund ihrer individuellen Erbanlagen brauchen, trägt dies entscheidend zur Entstehung von Krankheiten bei.

Obwohl Williams ein anerkannter Forscher war, blieben seine Theorien über die biochemische Individualität weitgehend unbeachtet. Aber er beeinflusste damit einige unabhängige Forscher, z.B. William Donald Kelley, der sich sehr für das Thema Ernährung interessierte und die Erfahrung machte, dass seine Patienten extrem unterschiedlich auf bestimmte Nahrungsmittel reagierten. Was für den einen gesund war, führte beim anderen zur Katastrophe. Aufgrund dieser Beobachtungen führte er die Arbeit von Williams fort und entwickelte ein Instrument zum Bestimmen des individuellen Stoffwechseltyps. Damit wurde er zu einem angesehenen Pionier der alternativen Medizin und zum Begründer des Metabolic Typing.[69]
Weitere Bausteine in dieser Richtung lieferte der Psychiater George Watson 1972 in seinem Buch "Nutrition and Your Mind".

Im Laufe seiner langjährigen klinischen Erfahrungen war Watson zu dem Schluss gekommen, dass psychische Probleme ihren Ursprung oft in einem Ungleichgewicht des Stoffwechsels haben, weswegen er

69 Wolcott 2000, Pos. 481-569

es für sinnlos hielt, emotionale Probleme zu behandeln, ohne diese Stoffwechselstörungen zu berücksichtigen. Er entdeckte, das bestimmte Nährstoffe das Befinden einiger Patienten verbesserte, während sich bei anderen dadurch Verschlechterungen ergaben. Daraufhin entwickelte auch er ein System, mit dem er Menschen nach ihren unterschiedlichen Stoffwechseltypen einteilen konnte. Während Kelleys System auf dem autonomen Nervensystem beruhte bzw. ob jemand eher Sympathikus- oder Parasympathikus-lastig war, basierte Watsons Ansatz auf dem Verbrennungsprozess in der Zelle. Er entdeckte einen direkten Zusammenhang zwischen den psychischen Eigenschaften eines Menschen und der Geschwindigkeit, mit der seine Zellen Nährstoffe in Energie umwandeln. Dabei stellte Watson fest, dass einige die Nährstoffe schnell verbrennen, andere langsam. Diese Verbrennungsgeschwindigkeit ist teils erblich vorgegeben, kann aber auch stark durch die Ernährung beeinflusst werden. Indem er bestimmte Ernährungsformen und Nährstoffe verschrieb, um die Verbrennung zu regulieren, gelang es Watson, viele psychische Probleme schnell zu lösen, z.B. Depressionen, Stimmungsschwankungen, Erregungszustände, Verhaltensstörungen und Konzentrationsprobleme. William Wolcott fand schließlich noch sieben weitere Stoffwechselaspekte, die den Stoffwechseltyp bestimmen.[70]

Unsere Ernährung kann also nur dann heilsam sein, wenn sie auch zu unserem Stoffwechseltyp passt, wenn klar ist, welche Nahrung für einen bestimmten Menschen geeignet ist. Der Stoffwechseltyp drückt sich in vielen Merkmalen aus, zum Beispiel in körperlichen, aber auch in Eigenheiten der Persönlichkeit, in Reaktionen auf die Ernährung, Vorlieben und vielem anderen. Diese Merkmale lassen sich abfragen, sodass sich der Stoffwechseltyp be-

70 Wolcott 2000, Pos. 694-750

stimmen lässt.

Laut William Wolcott gibt es drei Hauptkategorien von Stoffwechsel-Typen:

- Eiweiß-Typ
- Kohlenhydrat-Typ
- Misch-Typ

Dass es diese drei Typen gibt, lässt sich genetisch erklären. Die Vorfahren des Eiweiß-Typs haben im Norden gelebt und sich an die Nahrungsmittel angepasst, die es dort gab: Fleisch, Fisch, wenig Gemüse und noch weniger süßes Obst und Kohlenhydrate. Hingegen stammen die Vorfahren des Kohlenhydrat-Taps aus dem Süden und waren an eine kohlenhydratreiche Nahrung mit viel Gemüse und Obst angepasst. Der Misch-Typ vereint beide Typen und kann so gut wie alles essen. Da sich die Weltbevölkerung in den letzten Jahrtausenden stark durchmischt hat, kann man nicht mehr sagen, dass jemand, der im Süden lebt, automatisch ein Kohlenhydrat-Typ ist, genauso wenig jemand, der aus dem Norden stammt, zwingend ein Eiweiß-Typ ist. Aber anhand bestimmter Eigenschaften, Verträglichkeiten und Unverträglichkeiten, Hauttyp, Vorlieben und Abneigungen kann man heute feststellen, zu welchem Typ man gehört. Diese grundsätzliche Einteilung ist zwar nur der erste Schritt und lässt sich noch wesentlich genauer differenzieren, doch für den Anfang reicht es aus, sich klar darüber zu werden, welchem Typ man zuzuordnen ist, denn jeder Typ braucht eine etwas andere Ernährung.

Der Eiweiß-Typ

Jeder Mensch ist und bleibt natürlich einzigartig, aber als Eiweiß-Typ gibt es bestimmte Tendenzen:

- Eiweiß-Typen haben viel Appetit und wollen oft etwas essen
- Sie lieben fettreiche und salzige Nahrungsmittel
- Kalorienarme Diäten sprechen nicht an
- Neigung zu Erschöpfung, Ängstlichkeit und Nervosität

Als Eiweiß-Typ braucht man eine Ernährung, die viel Eiweiß und Fett im Verhältnis zu den Kohlenhydraten enthält. Obwohl immer wieder behauptet wird, dass purinreiches Fleisch und fettreiches Essen schlecht seien, ist solche Nahrung für diesen Stoffwechseltyp genau das richtige. Tierisches Eiweiß ist für diesen Typ besser geeignet als pflanzliches. Der Eiweiß-Typ muss bei Kohlenhydraten, das heißt bei allen pflanzlichen Nahrungsmitteln wie Getreide, stärkereichen Gemüse-Sorten wie Karotten, Kartoffeln, Kürbis, Bananen und weiteren zuckerreichen Obstsorten vorsichtig sein. Getreideprodukte wie Brot, Nudeln und Gebäck sollten nur sparsam konsumiert werden, wobei man hauptsächlich Vollkornprodukte wählen sollte. Auf Phytinsäure und Gluten, beides typische Inhaltsstoffe von Getreiden, reagieren Eiweiß-Typen empfindlich. Sie neigen zu einem niedrigen Blutzuckerspiegel, der sich durch Kohlenhydrate und die darauffolgende Insulinreaktion weiter absenkt. Avocados, Oliven, Äpfel und Birnen können sie aber gut vertragen. Fett verträgt der Eiweiß-Typ ebenfalls sehr gut. Allerdings sollte man immer darauf achten, Fette guter Qualität zu verwenden.[71] Mehr dazu findest du im Kapitel über Fette und Öle.

---

71 Wolcott 2000, Pos. 2286-2463

Der Kohlenhydrat-Typ

Natürlich ist es beim Kohlenhydrat-Typ ebenfalls so, dass nicht alle gleich sind. Dennoch gibt es auch hier einige Tendenzen:

- Der Kohlenhydrat-Typ hat einen verhältnismäßig geringen Appetit. Ihm reicht es, relativ wenig zu essen.
- Süßigkeiten werden recht gut vertragen. Das hat den Nachteil, dass der Kohlenhydrat-Typ auf lange Sicht dazu neigt, es mit Süßigkeiten zu übertreiben, denn Zucker ist für alle Menschen schädlich (mehr dazu im Kapitel über Kohlenhydrate).
- Auch wenn der Kohlenhydrat-Typ eher schlank ist, kann es bei ihm zu Gewichtsproblemen kommen, besonders, wenn er es mit Süßigkeiten übertreibt oder zu selten isst, sodass sich die Stoffwechselrate verringert und man immer leichter zunimmt.
- Neigung zu Koffein bis hin zur Abhängigkeit, um den Tag zu überstehen, besonders, wenn man sich nicht typgerecht ernährt

Als Kohlenhydrat-Typ braucht man eine Ernährung, die im Verhältnis zu den Kohlenhydraten weniger Eiweiß und Fett enthält. Dabei sollte man leichteres Eiweiß, das arm an Fett und Purinen ist, bevorzugen. Unter fast allen Kohlenhydraten kann frei gewählt werden - Gemüse, Früchte und Getreide, egal ob stärkereich oder -arm. Da der Stoffwechsel die Kohlenhydrate nur langsam in Energie umwandelt, kann der Kohlenhydrat-Typ diese besser verarbeiten als andere Stoffwechsel-Typen. Diese langsame Umwandlung ist auch der Grund dafür, warum Fett und Eiweiß nur begrenzt vertragen werden, denn sie verlangsamen die Energieproduktion noch mehr. Zu viel Fett und

Eiweiß machen den Kohlenhydrat-Typen müde oder auch aufgedreht und reizbar. Selbst wenn dieser Typ Kohlenhydrate gut verträgt, sollte er auf eine ausgewogene Aufnahme achten, also bei Getreide, stärkereichen Gemüsen und Früchten Vorsicht walten lassen, damit nicht durch vermehrte Insulinausschüttung körperliche Probleme entstehen. Stärkearme Gemüse-Sorten kann der Kohlenhydrat-Typ essen so viel er möchte. Auch der Kohlenhydrat-Typ sollte überwiegend zu Vollkorn-Produkten greifen. Hülsenfrüchte können ungeeignet sein, weil sie viele Purine enthalten, also sollte man sie nicht zu häufig verzehren. Mit Fett und Öl sollte der Kohlenhydrat-Typ sparsamer umgehen als andere Stoffwechseltypen, auch wenn er gute natürliche Fette in Maßen braucht. Auch bei Nüssen und Samen sollte sich der Kohlenhydrat-Typ zurückhalten. Vollkornbrot kann problemlos gegessen werden.[72]

Der Misch-Typ

Der Misch-Typ liegt mit seinen Eigenschaften und Bedürfnissen zwischen dem Eiweiß-Typ und dem Kohlenhydrat-Typ. Allerdings gibt es zwei Arten von Misch-Typen: Die erste Art liegt wirklich in der Mitte der beiden anderen Typen, während sich bei der zweiten Art ungefähr gleich viele Merkmale finden, die sich die Waage halten, aber dafür sehr ausgeprägt sind.

Eine ganze Reihe von Merkmalen haben aber beide Vertreter gemeinsam:

Der Misch-Typ neigt zu schwankendem Appetit.

- Verträgt alle Nahrungsmittel gut, braucht aber auch alle, das heißt, dass er unter einer einseitigen Ernährung besonders lei-

72 Wolcott 2000, Pos. 2561-2693

det
- Neigt nicht zu Gewichtsproblemen
- Kann die Probleme beider Stoffwechsel-Typen entwickeln, je nachdem, wohin sein Stoffwechsel stärker tendiert, ist aber meist stabiler und hat weniger Probleme

Der Misch-Typ hat die größten Freiheiten bei der Zusammenstellung seiner Ernährung. Er braucht eine ausgewogene Mischung aus purinreichen und -armen Eiweißen und eine gute Mischung an Gemüse-Sorten und Früchten. Während der Eiweiß-Typ mehr Eiweiß und Fett braucht und der Kohlenhydrat-Typ mehr Kohlenhydrate, geht es dem Misch-Typ am besten, wenn er von allem gleich viel bekommt, sich also ausgewogen ernährt und es dabei mit nichts übertreibt.[73]

Fazit zu den Ernährungstypen

Natürlich kann ich im Rahmen dieses Buches nur einen ganz kurzen Abriss dessen beschreiben, was Metabolic Typing ausmacht. Vielleicht erkennst du dich in einem der Ernährungstypen, wie ich sie zusammengefasst habe, wieder. Wenn du sicher gehen möchtest, empfehle ich dir das Buch "Metabolic Typing" von William Wolcott. Dort gibt es einen sehr ausführlichen Fragebogen, mit dessen Hilfe du sicher herausfinden kannst, zu welchem Ernährungs-Typ du gehörst. Ich persönlich finde die Beschäftigung mit diesem Thema sehr hilfreich, weil es auf fundierte Weise zeigt, wie unterschiedlich wir sind und dass es die eine "gesunde" Ernährung nicht gibt. Es zeigt sich, dass man je nach Stoffwechseltyp z.B. Gluten sehr gut vertragen kann, oder eben auch überhaupt nicht. Deswegen ist es meines Erachtens unsinnig, jedem Menschen eine glutenfreie Ernährung mit viel Fleisch oder umgekehrt eine vegetarisch-vegane Ernährung, die nicht ohne Getreide auskommt, zu empfehlen.

Bevor ich dieses Buch gelesen hatte, war ich sehr verunsichert, was

73 Wolcott 2000, Pos. 2865-2903

meine Ernährung betrifft. Mir war schon immer klar gewesen, dass ich Kohlenhydrate sehr gut vertrage, Fett und Eiweiß jedoch nur in Maßen. Dann wurde in den Medien Low-Carb als das Non plus Ultra angepriesen. Ich hatte ein schlechtes Gewissen dafür, nicht von meiner kohlenhydratreichen Ernährung weg zu kommen und befürchtete, so auf lange Sicht nicht gesund bleiben zu können. Doch immer, wenn ich versuchte, in Richtung Low Carb zu gehen, ging es mir ganz fürchterlich und mein Gesundheitszustand verschlechterte sich. Als ich dann dieses Buch über Metabolic Typing las, war das wie ein Freispruch. Beim Fragebogen kam eindeutig heraus, dass ich ein reiner Kohlenhydrat-Typ bin. Seitdem weiß ich, dass ich o.k. so bin, wie ich bin und dass ich ruhig Getreide, Obst und stärkehaltige Gemüse-Sorten mit wenig Fett und Eiweiß essen kann.
Auch meine Sicht auf andere Menschen hat sich dadurch verändert. Früher habe ich überhaupt nicht verstanden, wie jemand nur gern Fleisch essen kann und warum nicht alle Menschen einfach Vegetarier*innen und Veganer*innen sind, so wie ich. Nun, wenn jemand ein Eiweiß-Typ ist, der würde unter einer vegetarisch-veganen Ernährung genauso leiden wie ich unter Low-Carb. Deswegen kann man einfach kein natürliches Nahrungsmittel kategorisch ausschließen. Sowohl unter den Gemüsen als auch unter den Proteinen, Fetten und Ölen und Kohlenhydraten gibt es immer eine Auswahl an verschiedenen Varianten und Arten. Je nachdem, was du gut verträgst und was nicht, stellst du dir dein Menu so zusammen, wie es auf dich passt. Du hast jetzt das Wissen und die Bewusstheit dazu, die du brauchst. Also höre auf dich und suche dir aus der Palette dessen, was objektiv gesund ist, das aus, was deinen subjektiven Veranlagungen und Neigungen entgegen kommt. Deine Hochsensibilität wird dich dabei führen und es dir danken, wenn du

auf deine Impulse hörst.

Zusammenfassung:

- Jeder Mensch ist einzigartig, sowohl was die großen anatomischen Strukturen betrifft als auch die mikroskopischen, sowohl in der Arbeitsweise seiner Organe als auch in der Zusammensetzung seiner Körperflüssigkeiten.
- Grob gesehen kann man in den Eiweiß-Typ, den Kohlenhydrat-Typ und den Misch-Typ unterscheiden.
- Der Eiweiß-Typ hat sich in nördlichen Regionen entwickelt und ist an dort ursprünglich vorzufindende Nahrungsmittel wie Fisch, Fleisch, wenig Gemüse und kaum Kohlenhydrate angepasst.
- Der Kohlenhydrat-Typ hat sich in südlichen Regionen entwickelt und ist an dort ursprünglich vorzufindende Nahrungsmittel wie Gemüse, Obst, Getreide, wenig Fisch, Fleisch und Fett angepasst.
- Der Misch-Typ braucht von allem etwas und sollte sich besonders ausgewogen ernähren.
- „Die" gesunde Ernährung gibt es nicht, dazu sind wir genetisch zu verschieden. Es gibt zwar eine Palette an Nahrungsmitteln, die objektiv gesehen „gesund" sind, doch jede*r sollte sich sein Menu daraus so zusammenstellen, dass es auf seine/ihre Konstitution passt.

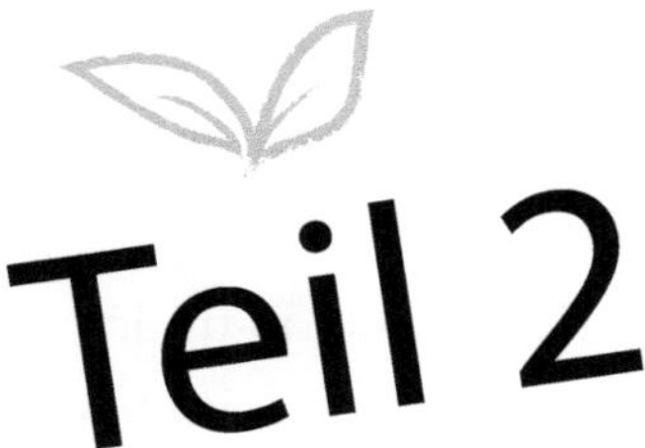

Teil 2

Die Palette der objektiv gesunden Lebensmittel

Das Brain Food unserer Urahnen

Die Schlüsselfrage zum Thema gesunde Ernährung schlechthin ist, was eigentlich unsere artgerechte Ur-Ernährung war. Fast mein Leben lang habe ich mir diese Frage immer wieder gestellt. Aber da ich so viele Ernährungsexperimente gemacht und mich nie mit einer Ernährung wirklich wohlgefühlt hatte, hatte ich es aufgegeben, nach einer Antwort zu suchen. Lange Zeit war meine Meinung, dass der Mensch ein Omnivore, ein Allesfresser ist, der genau deshalb überall überleben kann. Ernährung war für mich so zu etwas beliebigem geworden. Die ganze Verwirrung, die zum Thema Ernährung besteht, mit unzähligen Ernährungslehren und Richtlinien, die zum Teil sehr im Widerspruch miteinander stehen, ist ja genau die Folge davon, dass niemand diese Frage je schlüssig beantworten konnte. Im Rahmen der Recherchen für dieses Buch bin ich jedoch auf neueste interdisziplinäre Forschungsergebnisse gestoßen, die absolut faszinierend sind: Demnach hat es nämlich doch eine ganz bestimmte artgerechte Ur-Ernährung gegeben und zwar nicht nur irgendeine, sondern eine, die die Entwicklung des menschlichen Gehirns enorm vorangetrieben hat und ohne die diese Entwicklung ausgeschlossen gewesen wäre.

Die Evolution des menschlichen Gehirns sagt eine Menge darüber aus, wie sich das perfekte Brain Food für Menschen zusammensetzt. Aufgrund von Knochenfunden kann man die Stadien der Evolution mit modernen wissenschaftlichen Methoden heute relativ genau datieren. Dabei stellte sich heraus, dass die Gehirnentwicklung im frühen Pleistozän lange stagniert hatte. Die Hauptentwicklungsphase des menschlichen Gehirns fand dann relativ rasch im mittleren Pleistozän (600.000-150.000 Jahre vor unserer Zeit) statt. Am Ende dieser Zeit waren die Menschen ca. 10% größer und schwerer als wir und hatten im Verhältnis zum Körpergewicht ein größeres Gehirn als wir es heute haben. In den letzten 35.000 Jahren sind wir Menschen und unsere Gehirne wieder kleiner geworden, zumindest in Europa.[74] Aufgrund dieser Erkenntnisse stellt sich die Frage, wie die Menschen im mittleren Pleistozän gelebt und ganz besonders, wie sie sich ernährt haben. Denn da die Entwicklung unserer Gehirne in letzter Zeit rückläufig ist, müssen unsere Vorfahren über das wahre Brain Food verfügt haben, während die letzten 35.000 Jahre als Rückschlag für unsere Gehirnentwicklung zu verbuchen sind.

Wie extrem dynamisch diese Hauptentwicklungsphase des menschlichen Gehirns im mittleren Pleistozän war, wird klar, wenn man sich bewusst macht, dass zuvor über drei Millionen Jahre von Evolution nur wenig Auswirkung auf die Gehirnkapazitäten des Australopithecus, eines Urmenschen, der auf dem Festland lebte, gehabt hatten. Aber in nur einer Million Jahren verdoppelte sich die Gehirnkapazität zwischen dem Homo erectus und dem Homo sapiens! Forscher gehen heute davon aus, dass sich die enorme Gehirnentwicklung im mittleren Pleistozän nur dadurch erklären lässt, dass unsere Vorfahren plötzlich Zugang zu hochwertigen Fettsäuren aus Meeresfrüchten und Fischen hatten. Eine besondere Rolle spielten dabei Omega-3-Fettsäuren, die im menschlichen Gehirn vermehrt vorzufinden sind,[75] insbesondere die Docosahexaensäure (DHA), aber auch die Eicosapentaensäure (EPA). Omega-3-Fettsäuren kommen an Land nur als Alpha-Linolensäure (ALA) vor. Ratten und andere Landtiere sind dazu in der Lage, diese in DHA und EPA umzuwandeln, aber Menschen können das nur in sehr geringem Ausmaß, so gering, dass Forscher DHA und EPA heutzutage als essenziell einstufen. Die enormen Mengen an DHA und EPA, die unsere Gehirnentwicklung so sehr

74 Ruff u.a. 1997

75 Stewart and Cunnane 2011, Pos. 802

vorangetrieben haben, müssen deshalb aus aquatischen Quellen gekommen sein. Die Nutzung dieser neuartigen Nahrungsquelle führte zu einer raschen Expansion der grauen Substanz in der menschlichen Gehirnrinde, die das moderne menschliche Gehirn charakterisiert.[76]

Man ist sich nicht ganz einig, wann und wo genau der homo sapiens entstanden ist, geht aber davon aus, dass er sich vor ca. 195.000 Jahren in Afrika entwickelt hat. Doch genau zur gleichen Zeit trat die Erde in eine Kaltzeit ein und das Klima in Afrika wurde immer unwirtlicher. Diese Kaltzeit hielt bis vor ungefähr 123.000 Jahren an. Genaue Klimadaten über diese Zeit liegen nicht vor, aber Befunde jüngerer Kältephasen lassen den Rückschluss zu, dass in Afrika ein kühles und trockenes Klima geherrscht haben muss. Die Wüstenzonen dehnten sich aus und es wurde immer weniger Land für den Menschen bewohnbar. Unter diesen schwierigen Verhältnissen schrumpfte die menschliche Population bedenklich. Während vorher wohl stets um die 10.000 Individuen am Leben waren, dürften es nun wohl kaum noch einige hundert gewesen sein. Wir wären also beinahe schon kurz nach unserer Entstehung gleich wieder ausgestorben. Wie groß die übrig gebliebene Population war und wann genau es zu diesem genetischen Flaschenhals gekommen ist, darüber gibt es aus verschiedenen Studien unterschiedliche Schätzwerte. Doch eines steht fest: Alle heute lebenden Menschen stammen von einer winzig kleinen Bevölkerungsgruppe ab, die irgendwo in Afrika diese Kaltphase überstanden hat. Dies ist der Grund dafür, warum wir Menschen eine frappierend geringe genetische Vielfalt aufweisen, die sogar bei Schimpansen, die oft wesentlich kleinere Populationen und Verbreitungsgebiete aufweisen, viel breiter ist.[77]

76 Bradbury 2011

77 Marean 2010

Der Archäologe Curtis W. Marean war von dieser Tatsache so fasziniert, dass er darüber nachdachte, wo genau in Afrika diese Population überlebt haben könnte. Er kam zu dem Schluss, dass sich in harschen Klimaphasen besonders die afrikanische Südküste als Zufluchtsstätte geeignet haben musste. Dieser Landstrich bot damals das ganze Jahr über reichlich essbare Pflanzen und jede Menge Schnecken und Muscheln aus dem Meer. Marean beschloss nach Überresten dieser Menschen zu suchen. Das Problem dabei war, dass der Wasserstand damals sehr viel niedriger lag als heute. Er musste einen Ort finden, der einerseits so nah bei der Küste lag, dass Menschen die Meeresfrüchte gut ernten konnten, andererseits aber so hoch gelegen war, dass er den Anstieg des Meeresspiegels vor 123.000 Jahren trocken überstanden hat. Auf der wild zerklüfteten Landzunge Pinnacle Point am Indischen Ozean fand Marean gemeinsam mit einem südafrikanischen Kollegen schließlich eine vielversprechende Höhle, in der sie zu graben begannen.[78] Tatsächlich fanden er und sein Team an dieser und mehreren anderen Stätten in der Nähe viele Zeugnisse menschlicher Aktivitäten. Diese lieferten ein bemerkenswertes Bild vom Leben der damaligen Bewohner von vor ungefähr 164.000 bis vor 35.000 Jahren, also genau aus der Zeit, zu der die menschliche Gehirnentwicklung ihren absoluten Höhepunkt erreicht hatte, der Phase des genetischen Flaschenhalses und dem Abschnitt danach, als die menschliche Population sich wieder erholte.[79]

Unter den Steinwerkzeugen fand man eine Menge sehr kleiner Klingen, die sich ohne Zusatz kaum benutzen ließen. Das heißt, dass diese Klingen ursprünglich mit Holzschäften verbunden gewesen sein mussten. Zusammengesetztes Werkzeug lässt auf erhebliches techno-

78 Marean 2010

79 Marean 2010

logisches Können schließen! Die genauere Untersuchung der Klingen versetzte die Archäologen aber in noch größeres Staunen: Sie bestanden aus Kieselkruste, einem normalerweise feinkörnigen Material, das sich für die Herstellung solch kleiner Klingen eigentlich gar nicht eignete. Schließlich fanden die Archäologen einen großen Brocken des Materials, aus dem die Klingen hergestellt waren, eingebettet in Asche. Die Menschen hatten das Gestein also mit Hitze präpariert. Bis dahin hatte man geglaubt, diese Technik sei erst vor 20.000 Jahren in Frankreich erfunden worden! Auf Pinnacle Point lässt sich die Hitzebehandlung von Gestein schon vor 164.000 Jahren vereinzelt nachweisen. Vor 72.000 Jahren gehörte diese Technologie dort zum Alltag. Das zeigt, wie intelligent diese Menschen damals waren![80]

Doch die Menschen von Pinnacle Point waren nicht nur hervorragende Werkzeugmacher, sie waren auch zum symbolischen Denken fähig. Das zeigen Funde von rotem Ocker mit Schleif- und Ritzspuren, der zur Herstellung von Farbe verwendet wurde. Damit konnten unsere Vorfahren alle möglichen Oberflächen und sich selbst bemalen. Dies sind die ältesten eindeutigen Befunde für symbolisches Verhalten, das also auch einige zehntausend Jahre früher als bisher bekannt begann. Später fand man auch an anderen Orten in Südafrika Ockerstücke an Fundstätten, die teils 120.000 Jahre zurückreichen. Diese schimmern meist rötlich, obwohl das örtliche Gestein viele Farbtöne lieferte. Unsere Vorfahren müssen also ein Faible für rot gehabt haben. Diese Funde lassen keinen Zweifel daran, dass unsere Art die moderne Kognition von Anfang an beherrscht hatte.[81]

Weil die Menschen in Südafrika gelernt hatten, sich mit Meeresfrüchten und Wurzelgemüsen hochwertig zu ernähren, konnten sie

80 Marean 2010
81 Marean 2010

ihre nomadische Lebensweise aufgeben und mehr Kinder bekommen. Die steigenden Gruppengrößen förderten wiederum symbolisches Verhalten und komplexe Technologien.[82] An Land fanden die Menschen kohlenhydratreiche und ballaststoffarme Knollen, Zwiebeln und Wurzeln, die auch für Kinder gut verträglich waren. Das Kochen machte diese Wildgemüse noch bekömmlicher. Da sie mit dem Grabstock umgehen konnten, hatten die Menschen keine Nahrungskonkurrenz zu anderen Tieren. Schalentiere aus dem Meer lieferten dazu jede Menge Proteine. Es gibt dort unzählige Muscheln, Schnecken und Krebse. Die Schalentiere enthalten wertvolle Omega-3-Fettsäuren. In kühleren Klimaphasen gedeihen diese Tiere in kälterem Wasser sogar noch besser. Gelegentlich aßen diese Menschen sogar größere Meeressäuger wie Robben und selbst Wale.[83] Die Gezeitenzone mit ihren Felsen bietet hervorragende Bedingungen für Muschelbänke, die bei Ebbe frei liegen. Da die Höhle aber 2-5 Kilometer weit weg vom Meer lag, mussten die Menschen planen, denn die Ebbe verschiebt sich dort täglich jeweils um 50 Minuten. Das lässt darauf schließen, dass sie einen Mondkalender führten.[84]

Durch moderne Knochenanalysen lässt sich heute relativ genau feststellen, was die südafrikanischen Urmenschen gegessen haben. Je nach Region stammte 10-50% des Proteins aus aquatischen Quellen, also aus dem Meer oder aus Binnengewässern. Ihre Ernährung beinhaltete Muscheln und sich langsam bewegende Tiere wie Land- und Meeresschildkröten. Da es so leicht war an Nahrung zu kommen, konnten sich alle Menschen selbst ernähren, egal ob jung oder alt. Wahrscheinlich hatten sie dadurch viel Freizeit, in der sie sich anderen

82 Marean 2010
83 Marean 2010
84 Marean 2010

Dingen wie Werkzeugentwicklung, Dekoration, Kunst und der Weiterentwicklung der Sprache widmen konnten.[85]

Doch waren die Menschen von Pinnacle Point tatsächlich die kleine Population, auf die wir alle zurückgehen? Genetische Analysen, Fossilfunde und archäologische Entdeckungen zeigen alle das Gleiche: Die erste große Auswanderungswelle unserer Vorfahren aus Afrika erfolgte vor rund 50.000 Jahren. Was wir nicht wissen, ist, ob vor 123.000 Jahren, am Ende dieser Kaltzeit, wirklich nur eine einzige Homosapiens-Population überlebt hat - es ist möglich, dass mehrere Gruppen die harten Zeiten überlebten.[86] Diese Frage wurde auch humangenetisch untersucht. Forscher um Richard Villems, Himla Soodyall und Luisa Pereira analysierten das Genom zweier südafrikanischer Völker, der Khoi und der San (Khoisan), weil sie als ein einzigartiges Relikt des Jäger-Sammler-Lebensstils gelten und sich ihre Gene bis zu unseren frühesten gemeinsamen Vorfahren vor 150.000-90.000 Jahren verfolgen lassen. Diese Studie ergab, dass der oben beschriebene genetische Flaschenhals, bei dem wir beinahe ausgestorben wären, höchstwahrscheinlich zwischen 144.000 und 90.000 Jahren vor unserer Zeit stattgefunden hat. Die Forscher fanden heraus, dass es wohl eher zwei kleine Ur-Populationen gegeben hat, eine in Süd- und eine in Ostafrika. Beide entwickelten sich über einen sehr langen Zeitraum von 50.000-100.000 Jahren isoliert voneinander und kamen vor ca. 70.000 Jahren miteinander in Kontakt. Aber obwohl die Annahme verlockend ist, dass die Urmenschen von Pinnacle Point die Vorfahren der Khoisan waren, kommt die Studie zu dem Schluss, dass sich weder das noch die Hypothese, dass Südafrika tatsächlich die Wiege der Menschheit

85 Bradbury 2011

86 Marean 2010

ist, beweisen lässt.[87] Es handelt sich dabei also nur um einen weiteren Hinweis, der in die gleiche Richtung deutet.

Seit Mitte der 1920er Jahren wird unter Biologen die sogenannte "Wasseraffen-Theorie" diskutiert. Aufgrund bestimmter anatomischer Besonderheiten des Menschen gibt es eine gewisse Wahrscheinlichkeit, dass wir uns früher viel am und im Wasser aufgehalten haben. Z.B. besitzen wir als einziges Landsäugetier ein leicht wärmeisolierendes Unterhautfettgewebe, das sonst nur Robben, Wale und Seekühe aufweisen. Die Haut an unseren Fingerkuppen beginnt nach einer Weile im Wasser Falten zu werfen. Einer Studie zufolge können wir so unter Wasser besser nach Gegenständen greifen, weil die Haut rutschfester wird. Dies könnte es unseren Vorfahren erleichtert haben unter Wasser Nahrung zu sammeln. Außerdem verfügen wir über einen Tauchreflex, der den Herzschlag verlangsamt und dafür sorgt, dass das Gehirn vermehrt mit Blut versorgt wird. Säuglinge sind bis zum zehnten Monat reflexhaft in der Lage, die Luft anzuhalten, und sie lernen sehr schnell schwimmen. Zwischen unseren Fingern befinden sich Reste von Schwimmhäuten. Auch der aufrechte Gang kann eine Anpassung an den Aufenthalt im Wasser sein: Dort müssen wir uns stromlinienförmig bewegen, weswegen die Becken-Kippung und die Verlagerung der Beine unter den Körper von Vorteil ist, wie das übrigens auch bei den Pinguinen der Fall ist. Unsere nackte Haut, die wir mit Walen gemeinsam haben, ist bei einer Lebensweise am Wasser von Vorteil: Wir haben so weniger Wasserwiderstand und trocknen an Land schneller. Bei amphibischer Lebensweise brauchen wir auch weniger UV-Schutz, außer am Kopf, wo uns die Behaarung geblieben ist. Auch dass unsere Nase nach unten gerichtet ist, wäre für einen Jäger eher ein Nachteil gewesen. Beim Tauchen macht das aber

87 Villems u.a. 2008

absolut Sinn, weil wir so vor eindringendem Wasser geschützt sind. Unsere Tränenflüssigkeit hat mit 3,5% den gleichen Salzgehalt wie das Meerwasser. Das ist typisch für Meeressäuger, Landtiere weisen eine deutlich geringere Salzkonzentration auf. Auch der Salzgehalt unseres Schweißes ist im Vergleich zu anderen Landtieren geradezu verschwenderisch. Möglich, dass dies der Ausscheidung von überflüssigem Salz aus der Nahrung gedient hat.[88]

Es gibt also viele Puzzle-Teile aus den unterschiedlichsten Forschungsgebieten, der Genetik, der Humanbiologie und der Archäologie, die es sehr plausibel machen, dass unsere Vorfahren tatsächlich Fischer und Sammler waren. Das, was heute unter Paleo-Diät verstanden wird, eine Diät, in der reichlich Fleisch, etwas Gemüse und Obst verzehrt wird, repräsentiert übrigens in Wirklichkeit die Ernährung der Neandertaler, die sich von rotem Fleisch von Wölfen, Großwild, Hyänen und wenig bis gar keinem Gemüse ernährten.[89] Die Neandertaler sind eine eng verwandte, aber doch andere Menschenart gewesen. Vielleicht hatten sie eine etwas andere Verdauung und einen modifizierten Stoffwechsel, durch den sie so ausgestattet waren, dass sie Fleisch besser vertragen haben als wir. Jedenfalls können wir ihre Ernährungsweise nicht ohne weiteres auf uns übertragen.

Für mich gibt es weitere Hinweise, warum ich es für sehr plausibel halte, dass wir ursprünglich Fischer und Sammler waren. Zum Beispiel ist es für einen großen Teil der Menschheit der Inbegriff von Urlaub, ans Meer zu fahren. Woher kommt dieses unerklärliche Gefühl, zu Hause zu sein, wenn man am Meer ist, sich dort fallen lassen zu können und sich von Grund auf zu regenerieren? Die meisten von uns sind doch "Landratten" und von klein auf an eine ganz andere Um-

88 Art. Wasseraffen-Theorie in: Biologie-Seite, https://www.biologie-seite.de/Biologie/Wasseraffen-Theorie, abgelesen am 12.2. 2020

89 Bradbury 2011

gebung gewöhnt! Meiner Meinung nach muss das in unseren Genen liegen. Und es gibt weitere erstaunliche Phänomene, die diese These stützen. Über eines habe ich in meinem Buch "Nahrungsergänzung für hochsensible Menschen - wie du die Reizschwelle deiner Nerven in drei Schritten erhöhst und dich im Alltag deutlich leistungsfähiger fühlst" bereits geschrieben: Menschen haben einen erstaunlich hohen Jodbedarf, den man auf dem Festland kaum decken kann. Doch in Meeresfrüchten, Fisch und Seetang gibt es Jod im Überfluss - ein weiterer Hinweis darauf, dass wir wahrscheinlich vom Meer kommen. Was die Fischer-Sammler-These zusätzlich untermauert ist, dass viele Bevölkerungsgruppen, die am ältesten werden, auf Inseln leben und traditionell viel Fisch und Meeresfrüchte zu sich nehmen. Beispiele für solche Inseln der 100jährigen sind Okinawa und Sardinien. Zudem hat eine umfangreiche Studie ergeben, dass Pescetarier, also Menschen, die neben pflanzlicher Nahrung auch Fisch und Meeresfrüchte verzehren, deutlich gesünder sind und länger leben als Menschen, die stattdessen regelmäßig Fleisch essen.[90]

Und es gibt ein weiteres Beispiel, das für unseren Ursprung vom Meer spricht, nämlich die Tatsache, dass Zucker uns süchtig macht, Salz aber nicht. Das ist ziemlich erstaunlich, da Salz genau wie Zucker im Hirnbelohnungssystem positive Gefühle stimulieren und enorme Energien freisetzen kann. Trotzdem ist der Salzkonsum weltweit recht stabil - alle Menschen des Planeten essen am Tag ca. eineinhalb Teelöffel Salz, die wir auch, entgegen vieler Ratschläge für eine salzarme Ernährung, benötigen.[91] Das ist eine erstaunlich hohe Menge, denn wenn man uns allein im Wald aussetzen würde, wäre es äußerst schwierig, jeden Tag an so viel Salz zu kommen, genauso wie an

90 Nehls 2018, Pos. 403
91 Hasler 2019, S. 121

Zucker. Da Kohlenhydrate früher Mangelware waren, diente unsere Gier nach Zucker dem Überleben. So gesehen ist es verständlich, dass wir nach Zucker süchtig werden können, denn dass es einmal an jeder Straßenecke Süßigkeiten geben und unsere Zuckersucht deswegen zum Nachteil werden würde, war von der Evolution nicht vorgesehen. Doch dass wir auf Salz nicht süchtig werden, kann nur eine Ursache haben - es war in unserer Ur-Ernährung reichlich vorhanden, sodass der Antrieb, an Salz zu kommen, deutlich geringer angelegt wurde. Dies könnte ein weiteres Indiz dafür sein, dass wir am Meer gelebt haben, wo Salz ganz selbstverständlich vorhanden ist.

Aufgrund dieser zahlreichen Hinweise bin ich zu der Überzeugung gelangt, dass wir tatsächlich von Fischern und Sammlern abstammen. Bei dieser Ur-Ernährung handelt es sich allerdings um ein verlorenes Paradies, zu dem es kein Zurück gibt. Das liegt zum einen daran, dass die Weltmeere jetzt schon überfischt sind. Die heutige weltweite Fisch-Produktion von etwa 0,5 Gramm Omega-3-Fettsäuren pro Tag und Erdenbürger ist nicht ausreichend, um die Weltbevölkerung mit ausreichend DHA und EPA zu versorgen, und mehr gibt das Meer einfach nicht her. Zum anderen reichern sich in Fischen und Meeresfrüchten aufgrund der fortschreitenden Verschmutzung der Gewässer immer höhere Konzentrationen von Schadstoffen an, z.B. Quecksilber: So wird Schwangeren inzwischen empfohlen ganz auf Seefisch zu verzichten, obwohl das darin enthaltene DHA entscheidend für die Gehirnentwicklung des ungeborenen Kindes ist! Aber Seefisch enthält noch weitere Schadstoffe, wie z.B. Polychlorierte Biphenyle (PCB), Mikroplastik, Tributylzinn-Verbindungen (TBTs) und Bisphenole. [92] Die gute Nachricht ist, dass wir aber auch gar nicht zu dieser Ernährungsweise zurückkehren müssen. Wir können mit den modernen Lebens-

92 Nehls 2018, Pos. 2527-2630

mitteln, die uns heutzutage zur Verfügung stehen, unsere ursprüngliche Ernährung nachbauen. Wie das geht, werde ich in den nächsten Kapiteln zeigen. Damit komme ich zum letzten Hinweis, warum ich überzeugt von der Fischer-Sammler-These bin: Aufgrund meiner Recherchen zu diesem Buch wurde mir klar, was in meiner Ernährung fehlt, und ich habe sie um die entsprechenden Komponenten ergänzt. Seitdem gibt mir mein Körper endlich die Rückmeldung, dass alles gut ist, dass meine Ernährung passt und dass ich bei meiner optimalen Leistungsfähigkeit angekommen bin. Mehr dazu erfährst du insbesondere im Kapitel über Fette und Öle. Wenn du jetzt gleich etwas für dich tun möchtest, besorge dir Norsan Algenöl, in der Apotheke, das eine optimale Kombination von DHA und EPA aufweist, und nimm einen Teelöffel davon täglich ein.

Zusammenfassung

Interdisziplinäre Forschungen von Anthropolog*innen, Humangenetiker*innen und Archäolog*innen haben folgendes gezeigt:

- Das menschliche Gehirn hat sich, nach Millionen von Jahren anStillstand, innerhalb weniger hunderttausend Jahre im mittleren Pleistozän entwickelt.
- Zu dieser Zeit herrschte in Afrika eine Kaltzeit, die unsere Vorfahren beinahe ausgerottet hätte; nur eine sehr kleine Population überlebte an der Küste und ernährte sich überwiegend von Meeresfrüchten, Wurzeln, Knollen und Zwiebeln.
- Damit hatte sie Zugang zu den aquatischen Omega-3-Fettsäuren DHA und EPA, wodurch sich die Größe des menschlichen Gehirns verdoppelte.
- Seit die Menschen das Küstenumfeld vor 35.000 Jahren verlassen haben, schrumpft unser Gehirn wieder.

- Wir waren also ursprünglich höchstwahrscheinlich Fischer und Sammler.
- Weitere Hinweise, die die Fischer-und-Sammler-These stützen, sind die Wasseraffen-Theorie, unser enormer Bedarf an Salz und Jod, der sich an Land normalerweise nicht ohne weiteres decken lässt, und diverse Studien, die zeigen, dass Pescetarier die Menschen sind, die am ältesten werden und am gesündesten leben.
- Zu dieser Ur-Ernährung gibt es jedoch kein Zurück: Die Weltmeere sind überfischt, sodass eine ausreichende Versorgung der Weltbevölkerung mit DHA und EPA unmöglich wäre; außerdem sind Fisch und Meeresfrüchte schadstoffbelastet.
- Ziel ist es, uns mit heute verfügbaren modernen Lebensmitteln so zu ernähren, dass es unseren ursprünglichen Bedürfnissen gerecht wird - mehr dazu in den folgenden Kapiteln
-

Gemüse und Obst

Wie oben bereits beschrieben, aßen unsere Vorfahren wohl einiges an Wildgemüse. Natürlich verfügen wir heute nicht über die gleichen Sorten wie unsere Fischer-und Sammler-Vorfahren, aber wir können davon ausgehen, dass unsere heutigen Gemüse und Früchte den gleichen Zweck erfüllen. Zumindest wurde in zahlreichen wissenschaftlichen Studien eindeutig belegt, dass auch die modernen Gemüse- und Obstsorten eine neuroprotektive Wirkung haben und unserem Gehirn bei seiner Arbeit helfen.

Eine gemüsereiche Ernährung enthält viele chemische Stoffe, die erst vor kurzem entdeckt wurden: Sie werden als sekundäre Pflanzenstoffe oder Phytochemikalien (nach dem griechischen Wort Phytos für Pflanze) bezeichnet. Immer mehr Studien zeigen, dass diese

Phytochemikalien gegen eine Fülle von Zivilisationskrankheiten wie Herzinfarkt, Diabetes, Schlaganfall und Demenz schützen können und damit auch unser Gehirn stärken. Pflanzen sind oft über den Tag mehr UV-Licht ausgesetzt als sie vertragen und sie können diese übermäßige Sonneneinstrahlung nicht wie wir umgehen, indem sie sich in den Schatten begeben oder sich mit Sonnencreme einreiben. Weil durch die Strahlung freie Radikale entstehen, geraten sie unter photooxidativen Stress. Die Farbpigmente der Pflanzen sind Antioxidantien, die Hand in Hand mit antioxidativ wirkenden Vitaminen und Mineralstoffen arbeiten, um diese freien Radikale zu neutralisieren und so Zellschädigungen verhindern. Man kann die Phytochemikalien als den natürlichen Sonnenschutz der Pflanzen bezeichnen.[93] Zudem ist die Erde, in der die Pflanzen wachsen, voller Bakterien, Viren, Pilze, Schimmel und Würmer. Pflanzen sind nur überlebensfähig, wenn sie sich gegen diese Plagegeister zur Wehr setzen. Deshalb sind einige der von den Pflanzen produzierten Phytochemikalien antimikrobiell, manche davon genauso stark wie ein verschreibungspflichtiges Antibiotikum. Da die Pflanzen es nicht allein mit Bakterien zu tun haben, wirken ihre Phytochemikalien auch gegen Pilze und Viren.

Viele Krankenhäuser experimentieren sogar mit Phytochemikalien gegen antibiotikaresistente Keime wie MRSA oder VRE. Oregano-, Eukalyptus- und Teebaumöl, alles beliebte Hausmittel bei Infektionen, können das Wachstum dieser Superkeime hemmen.[94] Dass eine Ernährung, die reich an Antioxidantien ist, Menschen gesünder macht und länger leben lässt als eine, die arm an solchen Substanzen ist, kann aufgrund der vielen Studien, die dies zeigen, als bewiesen

93 Burford-Mason 2017, Pos. 3365-3407

94 Burford-Mason 2017, Pos. 3424-3439

angesehen werden.[95] Eine Ernährung, die reich an Gemüse und Obst ist, bietet eine Fülle an Phytochemikalien, die oxidativen Stress und Neuroinflammation (Entzündungsprozesse in unserem Nervensystem) bekämpfen und so das Gedächtnis, das Lernen und die geistige Beweglichkeit fördern.[96] Das ist für Hochsensible enorm wichtig, denn da wir mehr Reize aufnehmen, müssen wir auch mehr Information verarbeiten. Daran, dass wir eine erniedrigte Reizschwelle haben, können wir nichts ändern, da es sich hierbei um eine genetische Veranlagung handelt. Aber wir können dafür sorgen, dass wir die vielen Reize, die wir aufnehmen, schneller und besser verarbeiten können und dafür ist eine gute Ernährung eine wichtige Grundlage.

Eine breit angelegte Meta-Studie des renommierten Imperial College London wertete 2017 die stattliche Anzahl von 142 Publikationen aus 95 hochqualitativen Ernährungsstudien daraufhin aus, inwieweit der Verzehr von Gemüse und Obst das Sterberisiko senken. Der Schwerpunkt der Studie lag darauf, herauszufinden, wie viel Gemüse und Obst für eine optimale Krankheitsprävention nötig sind, da die empfohlenen Mengen in internationalen Empfehlungen stark voneinander abweichen. Das Ergebnis war, dass sich das Risiko, an einer kardio-vaskulären Erkrankung (z.B. Herzinfarkt oder Hirnschlag) oder aus sonstigen Gründen zu sterben, durch 800 g Gemüse und Obst täglich um ca. 30% senken lässt. Der steilste Anstieg dieser Risikominimierung findet zwar im Bereich bis 500 g Gemüse und Obst pro Tag statt, doch jedes weitere Gramm senkt das Risiko weiter ab. Ab 800 Gramm kann man dann keinen weiteren Nutzen mehr feststellen. Dabei ist es egal, ob das Gemüse roh oder gekocht verzehrt wird. Das macht auch im Blick auf unsere Vorfahren absolut Sinn - schließlich

95 Cortright 2017, Pos. 1605
96 Burford-Mason 2017, Pos. 3365-3407

wussten sie mit Feuer umzugehen und haben einige ihrer Wildgemüse-Sorten gekocht, um deren Bekömmlichkeit zu erhöhen. Bei Obst ist es jedoch wichtig, es frisch zu verzehren - Dosenobst erhöht das Krankheits- und Sterberisiko, wahrscheinlich wegen des hohen Zuckergehalts. Neu an dieser Studie ist, dass man die Risikominimierung bis 800 g Gemüse und Obst täglich nachweisen konnte. Bei früheren Meta-Studien kam man stets auf 400 g, weil die Datenlage noch zu schlecht war, um den weiteren gesundheitlichen Nutzen darüber hinaus nachweisen zu können. Da die Wissenschaftler von einer Portionsgröße von 80 g ausgehen, hieß es bisher immer, dass man fünf Portionen Gemüse und Obst täglich essen solle. Nach dieser neuen Meta-Studie sind es zehn.[97] Es ist aber wesentlich praktischer, einfach mit 800 Gramm zu rechnen und sich diese Gemüse-und Obstmenge selbst so über den Tag zu verteilen, wie man es möchte. Da Gemüse im Vergleich zu Obst noch etwas gesünder ist, sollte man mehr Gemüse als Obst verzehren.

Je nachdem, wo du ernährungstechnisch gerade stehst, kann es dir leichter oder weniger leicht fallen, diese Menge an Gemüse und Obst in deinen Tag zu integrieren. Gesundheitsbewusste sind vielleicht fast schon so weit und müssen wenig bis gar nicht aufstocken, während Menschen, die bisher nur wenig Gemüse gegessen haben, die Aussicht auf 800 Gramm als kein leichtes Ziel empfinden mögen. Wichtig ist an dieser Stelle, Schritt für Schritt vorzugehen. Schon 400 Gramm, die Hälfte der angepeilten Menge, haben deutlich mehr als die Hälfte des gesundheitlichen Nutzens, da dieser, wie oben erwähnt, nicht linear, sondern überproportional ansteigt! Als ersten Schritt kann man einfach morgens einen Apfel und nachmittags eine Birne (oder noch einmal einen Apfel oder irgendein Stück anderes Obst, das man gerne

97 Aune u.a. 2017

mag) als Snack einbauen. Das macht zusammen schon 400 g Obst! Klingt doch machbar, nicht wahr? Wenn man das hat, fängt man im zweiten Schritt an, die Gemüsemenge zu den Mahlzeiten zu steigern.

Das lässt sich auch organisieren, wenn man berufstätig ist. Ich zum Beispiel bereite abends nach Feierabend stets die doppelte Menge an Gemüse zu, also ca. 800-1000 Gramm, da wir zu zweit leben. Die Hälfte davon essen wir gleich, die andere Hälfte kommt in den Kühlschrank für das Mittagessen des nächsten Tages. Mein Mann nimmt sich seine Portion in einem Weck-Glas mit ins Geschäft, und da ich von zu Hause aus arbeite, hole ich mir meine Portion zur Mittagspause aus dem Kühlschrank. In dieser Form ist das absolut machbar und alltagstauglich.

400 g Obst und 400 g Gemüse sind schon ein guter Ausgangspunkt. Die Studie des Imperial College hat ergeben, dass 300 Gramm Obst den optimalen Gesundheitsnutzen bieten. Bis zu 400 Gramm Obst täglich schaden nicht, bringen aber auch keinen weiteren Nutzen. Steigt die tägliche Verzehrsmenge an Obst über 400 Gramm, sinkt der Nutzen ab und es kann sogar wieder kontraproduktiv werden.[98] Ich nehme an, dass dann die Zuckermenge einfach zu hoch wird. Mein Vorschlag ist, dass du dich an deinem Ernährungstyp orientierst. Wenn du ein Kohlenhydrat-Typ bist, verträgst du mehr Obst. In diesem Fall dürfen es auch 400 Gramm pro Tag sein und du kannst dabei bleiben. Bist du aber ein Eiweißtyp oder ein Mischtyp, verträgst du Zucker schlechter und es ist besser, höchstens 300 Gramm Obst täglich zu essen. Dann solltest du bei deinem zweiten Obst-Snack lieber nur einen halben Apfel essen und z.B. 100 Gramm Karotte, Gurke Paprika etc. dazu nehmen. Als Eiweiß-Typ ist es auch möglich, dass du dich mit 800 Gramm Gemüse und Obst täglich unwohl fühlst. Wenn das der Fall

98 Aune u.a. 2017

ist, versuche es mit 600 Gramm. Auf unter 400 Gramm würde ich allerdings nicht gehen, denn auch als Eiweiß-Typ brauchst du Phytochemikalien und Antioxidantien, um gesund zu bleiben. Probiere einfach aus, womit du dich am besten fühlst, und höre auf deinen Körper!

Ich gehe nur einmal pro Woche einkaufen. Verstehe mich bitte nicht falsch - natürlich ist es noch besser, täglich frisch einzukaufen! Aber bevor dir das zu viel Stress macht und du am Ende doch wieder nur Brot und Nudeln isst, mache es lieber so wie ich. Wir haben im Nachbarort einen Bio-Hofladen, der freitags und samstags geöffnet hat. Das hat den Vorteil, dass das Gemüse dort immer frisch ist. Ich kaufe immer möglichst regional und saisonal ein. Die leicht verderblichen Salate gibt es gleich freitags und am Wochenende. Im Winter sind das Feldsalat, Chicorée und Postelein. Da diese ein hohes Volumen haben, wäre es für meinen Mann ohnehin unpraktisch, sie mit ins Büro zu nehmen. Unter der Woche gibt es dann die Gemüse-Sorten, die sich länger halten, z.B. Chinakohl, Lauch und Fenchel. Am Ende der Woche kommen schließlich die lagerfähigen Sorten zum Zuge - rote Bete, Kürbis, Kohlsorten und Karotten. Aus allem, was frisch besser schmeckt, bereite ich Salate. Was uns gekocht besser bekommt oder schmeckt, wird zu Gemüse-Eintopf verarbeitet. So kann man beispielsweise aus roter Bete sehr wohl Salat machen, aber wir mögen sie einfach lieber gekocht. Krautsalat vertragen wir einfach nicht gut, sodass es stattdessen Kohl-Eintopf gibt. Einige Grundrezepte findest du in Teil 3 dieses Buches, in dem es um die praktische Umsetzung geht.

Im Frühling gibt es dann einmal pro Woche Spargel, den man gar nicht roh essen darf, weil sich bestimmte Giftstoffe erst beim Kochen auflösen. Da draußen alles sprießt und gedeiht und wir nah am Waldrand wohnen, kommt dann ein- bis zweimal pro Woche auch ein

Wildkrautsalat auf den Tisch. Löwenzahn, Brennnessel und Taubnessel kennt jeder. Taubnesseln sind sehr wohlschmeckend, Brennnesseln übrigens auch - man muss nur ein paarmal mit dem Nudelholz darüber walken, damit die Brennhaare abbrechen. Aber Achtung - das, was an der Brennnessel brennt, ist pures Histamin - wer also eine Histamin-Unverträglichkeit hat, sollte keine Brennnesseln essen! Mit diesen drei Kräutern ist schon ein guter Anfang gemacht. Nach und nach kann man sein Repertoire erweitern und z.B. Vogelmiere, Bärlauch und ähnliche Leckereien dazu nehmen. Übrigens gibt es nicht nur im Frühjahr reichlich Wildkraut, sondern auch im Herbst, bis in den tiefen Winter hinein! Und im Sommer, wenn es mit dem Wildkraut eng wird, weil es bei Trockenheit und Hitze nicht wächst, gibt es ja reichlich frisches Gemüse vom Feld.

Laut der hier zitierten Studie des Imperial College ist es gleichgültig, ob du das Gemüse roh oder gekocht verzehrst. Weil ich davon ausgehe, dass in rohem Gemüse dennoch mehr wertvolle Inhaltsstoffe erhalten bleiben, verarbeite ich alles, was uns roh gut schmeckt und was wir so auch vertragen, zu Salaten. Natürlich kann man auch z.B. Weißkohl und rote Bete als Rohkost zubereiten. Aber dies sind Gemüse, die wir in gekocht besser vertragen. Kürbis und Brokkoli schmecken mir in roh einfach nicht. Deswegen mache ich mir keinen Rohkost-Stress. Insgesamt achte ich darauf, dass wir mindestens jeden zweiten Tag rohes Gemüse verzehren. An den übrigen Tagen gibt es Gemüse-Eintopf. Wenn du jetzt aber Gemüse in Wasser kochst und dieses Wasser dann wegschüttest, schüttest du damit auch viele wertvolle Mineralien weg, die sich beim Kochvorgang im Wasser gelöst haben. Deswegen solltest du Gemüse stets in nur wenig Wasser kochen. Es reicht, wenn der Topfboden bedeckt ist, denn der heiße Wasserdampf gart das Gemüse gut durch. So behält es auch mehr Aroma. Wenn du das Ganze dann mit dem Sud mit etwas Mandelmus oder Schmand, einem ordentlichen Schuss Pflanzenöl und deinen Lieblingsgewürzen abschmeckst, hast du einen leckeren Eintopf. Die Kochzeit sollte nicht länger als fünf Minuten betragen, außer du spürst, dass ein bestimmtes Gemüse für dich bekömmlicher wird, wenn du es länger kochst. Wir vertragen die meisten Gemüse-Sorten sehr gut, wenn sie nur fünf Minuten gekocht wurden. Rote Bete vertrage ich hingegen besser, wenn ich sie etwas länger koche, und Kürbis schmeckt mir einfach nur, wenn er gar ist. Du darfst hier wieder ganz auf dich und deine Vorlieben und Bedürfnisse hören!

Zusammenfassung: So versorgst du dich optimal mit Gemüse und Obst

- Gemüse und Obst enthalten eine Fülle an Antioxidantien, Polyphenolen und Flavonoiden, die dein Gehirn stärken und schützen, sodass du als hochsensibler Mensch Reize schneller und besser verarbeiten kannst.
- Schon 400-500 g Gemüse und Obst täglich haben eine gute neuroprotektive Wirkung.
- Den maximalen Nutzen hast du, wenn du täglich 800 g Gemüse und Obst zu dir nimmst.
- Die neuroprotektive Wirkung von Gemüse ist stärker als die von Obst, während Obst dafür bekömmlicher ist. Balanciere deinen Gemüse- und Obstkonsum so aus, dass du möglichst mehr als 50 Prozent Gemüse zu dir nimmst.
- Du kannst deinen Gemüse- und Obstkonsum schrittweise steigern, indem du zuerst einfach nur morgens und nachmittags einen Apfel oder 200 Gramm anderer Obstsorten isst,

denn dann hast du schon 400 g Obst pro Tag.

- Im zweiten Schritt kannst du dann mehr Gemüse in deine Mahlzeiten einbauen. Es ist egal, ob du es roh oder gekocht verzehrst, bereite es so zu, wie du es am besten verträgst. Bei uns gibt es ungefähr viermal pro Woche Gemüse-Rohkost und dreimal Gemüse-Eintöpfe.
- Du kannst deine tägliche Gemüseration abends zubereiten, wenn du Zeit hast, die Hälfte gleich essen und dir die andere Hälfte im Kühlschrank für deine Mittagsmahlzeit des folgenden Tages richten.
- Wenn du leicht verderbliche und lagerfähigere Gemüsesorten einkaufst, reicht es vollkommen aus, einen großen Wocheneinkauf zu machen. Indem du Blattsalate gleich oder am Folgetag deines Wocheneinkaufs zubereitest und die lagerfähigeren Gemüse dann auf den Rest der Woche verteilst, minimierst du den Aufwand.

Fette und Öle

Kleine Fettsäuren-Kunde

Fettsäuren bestehen aus einer Kette von Kohlenstoffen. Jede Kette hat zwei Enden, die als Alpha und Omega bezeichnet werden, der jeweils erste und letzte Buchstabe im griechischen Alphabet. Der Kohlenstoff am Alpha-Ende ist mit zwei Sauerstoff-Atomen verknüpft. An einem dieser Sauerstoff-Atome hängt dazu noch ein Wasserstoff-Atom, der gerne an Wasser abgegeben wird und es damit ansäuert. Das Alpha-Ende macht die Fettsäure deshalb zur Säure. Der Kohlenstoff des Omega-Endes besitzt drei Wasserstoffe. Dieses Ende ist chemisch neutral und deshalb fettlöslich. Sind nun alle übrigen Kohlenstoff-Atome der Kette mit jeweils zwei Wasserstoff-Atomen versehen, gilt die Fettsäure als gesättigt, denn sie kann keinen Wasserstoff mehr aufnehmen. Das macht gesättigte Fettsäuren chemisch sehr stabil und gut geeignet für die Lagerung und langfristige Speicherung von Energie. Der menschliche Körper kann gesättigte Fettsäuren aus Kohlenhydraten in unbegrenzter Menge selbst herstellen, um sie in unserem Fettgewebe zu lagern.[99]

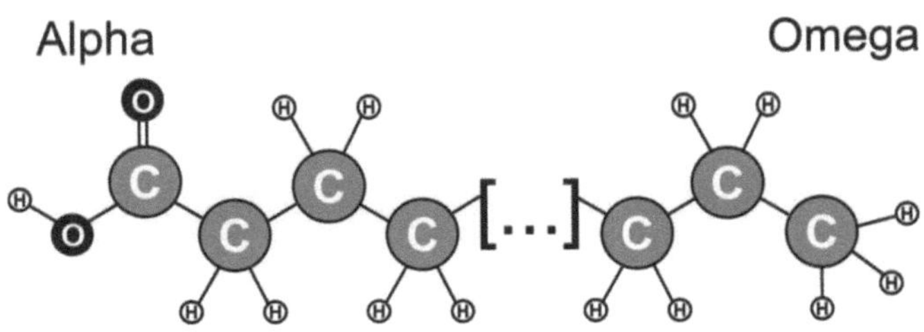

99 Nehls 2018, Pos. 591-604

Gesättigte Fettsäuren gerieten fälschlicherweise in den Ruf, ungesund zu sein. Inzwischen gilt jedoch die Annahme, dass sie Krankheiten wie Arteriosklerose, Herzinfarkt und Hirnschlag verursachen, als eindeutig widerlegt. Warum sollten gesättigte Fettsäuren auch ungesund sein, wenn die Natur es so eingerichtet hat, dass wir sie selbst herstellen und für Notzeiten speichern können? Wenn gesättigte Fettsäuren ungesund wären, könnte auch das Fasten keine Heilwirkung haben, denn dabei werden diese ja in großer Menge aus dem Fettgewebe freigesetzt und gelangen über das Blut zur Leber, wo sie zu sogenannten Ketonkörpern umgewandelt werden. Ketonkörper sind kleine Fettbruchstücke, die leicht ins Gehirn gelangen und es mit wertvoller Energie versorgen - sogar wesentlich effektiver als Zucker! Darüber hinaus sind Keton-Körper auch noch Signalstoffe, die Prozesse anregen, die unsere Hirnzellen verjüngen, und steigern dabei die Neurogenese-Rate. Gesättigte Fettsäuren sind also aufgrund ihrer vielen wichtigen biologischen Funktionen äußerst gesund. Gute Quellen für gesättigte Fettsäuren sind Kokosöl und Butter.

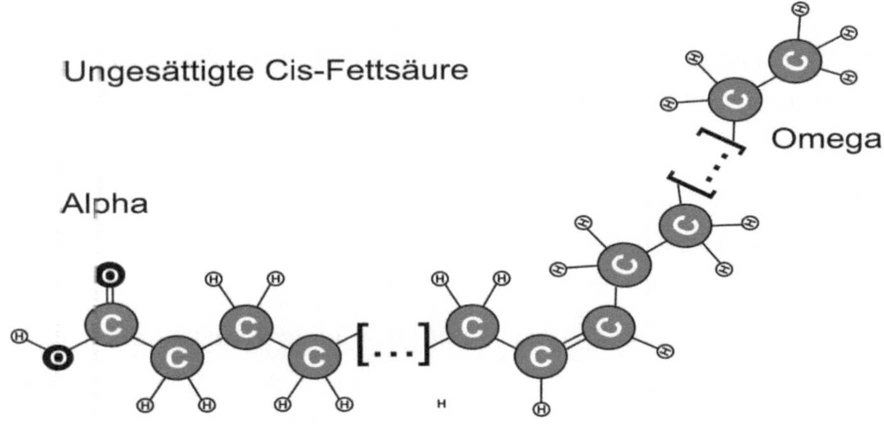

Sind nicht allen Kohlenstoff-Atomen innerhalb der Kette jeweils zwei Wasserstoff-Atome angeschlossen, gilt die gesamte Fettsäure als ungesättigt. Schließlich könnte sie weitere Wasserstoff-Atome aufnehmen. Da in diesem Fall einige Kohlenstoff-Atome freie Bindungsarme haben, verbinden sich benachbarte zu Pärchen. Bezeichnend für die Zugehörigkeit zu einer bestimmten Klasse an ungesättigten Fettsäuren ist das erste vom Omega-Ende aus gezählte ungesättigte Kohlenstoff-Paar. Die Ölsäure ist somit eine Omega-9-Fettsäure, weil sich das ungesättigte Kohlenstoff-Paar gemäß dieser Zählweise neunter Stelle befindet. Hierbei unterscheidet man noch in Cis- und Trans-Fettsäuren. Bei den Cis-Fettsäuren befinden sich die jeweils einzelnen Wasserstoff-Atome des ungesättigten Kohlenstoff-Pärchens auf derselben Seite. Dadurch erfährt das Molekül einen Knick. Bei Trans-Fettsäuren hingegen liegen sich die Wasserstoff-Atome gegenüber, sodass das Molekül gestreckt bleibt. Durch den Knick haben die Cis-Fettsäuren einen niedrigeren Schmelzpunkt, da sich die Moleküle gegenseitig auf Abstand halten und so schwerer in eine feste Form zu bringen sind. Bei den Trans-Fettsäuren liegt der Schmelzpunkt höher: Sie werden schneller fest, weil sich die geraden Moleküle leichter der Länge nach

aneinanderlegen. Sämtliche für den Menschen natürliche Nahrungsmittel enthalten Cis-Fettsäuren, weshalb sich unser Körper mit Trans-Fettsäuren schwer tut.[100]
Cis-Fettsäuren werden bevorzugt in Zellmembranen eingebaut, wo sie aufgrund ihrer weichen Konsistenz für Flexibilität sorgen. Das sorgt dafür, dass sich z.B. die Mitochondrien, die Kraftwerke unserer Zellen, freier in ihnen bewegen können und ihre Energie dorthin bringen, wo sie benötigt wird. Einfach ungesättigte Omega-9-Fettsäuren, wie die Ölsäure, kann unser Körper selbst herstellen. Mehrfach ungesättigte, wie Omega-6- und Omega-3-Fettsäuren, sind hingegen essenziell, das heißt, wir sind auf ihre Zufuhr angewiesen. Kein Tier kann Omega-3- und Omega-6-Fettsäuren selbst herstellen. Das ist aber auch gar nicht nötig, da Pflanzen beides zur Energiespeicherung produzieren, insbesondere für ihre Samen. Die meisten Samen und die aus ihnen gewonnenen Öle haben einen hohen Anteil an Omega-6-Fettsäuren, sind aber nahezu frei von Omega-3. Nur wenige Pflanzen produzieren viel Omega-3-Fettsäuren in Form von Alpha-Linolensäure (ALA), wie z.B. Lein, Chia, Walnuss oder Raps.[101]

Entscheidend für den menschlichen Organismus sind die beiden Omega-3-Fettsäuren Docosahexaensäure (DHA) und Eicospentaensäure (EPA). DHA ist ein wichtiger Baustoff für die Zellmembranen der Nervenzellen im Gehirn, während EPA in allen anderen Körperzellen als Baustoff dient. Außerdem ist EPA noch der Rohstoff für die Bildung vieler wichtiger Gewebshormone. Zusammen kontrollieren EPA und DHA die Fähigkeit der Neuronen, unser Wohlfühl-Hormon Serotonin herzustellen und es in die Synapse freizusetzen. Niedrige Blutspiegel von EPA und DHA finden sich bei einer Vielzahl psych-

100 Nehls 2018, Pos. 646-664
101 Nehls 2018, Pos. 696-716

iatrischer Störungen, die mit der Fehlregulation von Serotonin verbunden sind, wie etwa ADHS, bipolarer Störung, Schzophrenie und Demenz.[102] Wie bereits erwähnt, ist das Problem bei der pflanzlichen ALA, dass Menschen kaum dazu in der Lage sind, aus ihr den bioaktiven Wirkstoff Docosahexaensäure (DHA) herzustellen. Ratten beispielsweise, die immer Landlebewesen waren, können das sehr gut. Doch da wir Menschen durch unseren Ursprung vom Meer reichlich Zugang zu aquatischem DHA und EPA hatten, haben wir diese Fähigkeit fast vollständig verloren. Tatsächlich werden nur wenige Prozent pflanzlicher ALA zu EPA umgewandelt und davon nur ein geringer Teil zu DHA - wenn überhaupt. Deswegen können wir so viel Omega-3-reiches Pflanzenöl wie Lein-, Raps- oder Walnussöl zu uns nehmen, wie wir wollen, es nutzt fast nichts - wir benötigen Omega-3-Fettsäuren aquatischen Ursprungs, d.h. aus Fischen, Meeresfrüchten oder Mikro-Algen. Nur so ist gewährleistet, dass wir genügend DHA und EPA zu uns nehmen, um eine gute Gehirnfunktion aufrecht zu erhalten. Leider empfehlen noch immer viele Ärzte und Heilpraktiker Leinöl zum Ausgleich eines Omega-3-Mangels. Hier muss dringend ein Umdenken stattfinden![103]

Sowohl Omega-3- als auch Omega-6-Fettsäuren sind essenzielle Baustoffe für unsere Nervenzellen. Im Gehirn werden sie im Verhältnis 1:1 verwendet. Beim Immunsystem arbeiten sie ebenfalls zusammen: Botenstoffe, die aus Omega-6-Fettsäuren entstehen, aktivieren es, solche, die aus Omega-3-Fettsäuren gebildet werden, hemmen es. Auch hier wäre ein Verhältnis von 1:1 ideal, denn dieses Gleichgewicht sorgt für eine perfekte Regulierung der Entzündungsreaktion. Es ermöglicht die notwendige, gesunde Ausbreitung der Entzündung

102 Burford-Mason 2017, Pos. 2288-2356

103 Nehls 2018, Pos. 724-762

zu Heilzwecken oder zur Infektionsbekämpfung, verhindert aber die Entwicklung einer chronischen Entzündung, die Schädigungen des Gewebes hervorruft.[104]

Das Verhältnis von 1:1 entspricht in etwa der ursprünglichen Ernährung eines Fischers und Sammlers, wie ich sie oben beschrieben habe, die Weltgesundheitsorganisation WHO empfiehlt ein Verhältnis von höchstens 5:1. Unsere moderne westliche Ernährungsweise ist jedoch zu reich an pflanzlichen Ölen wie Sonnenblumen-, Distel- oder Maiskeimöl, die zum Großteil aus Omega-6-Fettsäuren bestehen. Dadurch steigt das Verhältnis von Omega-6- zu Omega-3-Fettsäuren auf bis zu 20:1 an! Die Folge ist eine chronische Entzündungsneigung, auch im Gehirn, da das Immunsystem ständig angepeitscht, aber nicht ausreichend gebremst wird. In Verbindung mit dem Mangel am Hirnbaustoff DHA wird die Neurogenese-Rate im Gehirn unterdrückt, mit allen Folgen, die ich oben beschrieben habe.[105]

So erreichst du eine gute Balance zwischen Omega-3-, Omega-6- und gesättigten Fettsäuren

Was für unser Gehirn wirklich absolute Priorität hat, ist eine gute Quelle für Omega-3-Fettsäuren. Früher galt die Empfehlung, zwei- bis dreimal pro Woche fetten Seefisch zu essen. Diese Empfehlung kann man heute nicht mehr aussprechen - die Weltmeere sind überfischt und voller Schadstoffe wie Schwermetalle und Mikroplastik. Da die Fische am Ende der Nahrungskette stehen, haben sich diese Schadstoffe in ihren Organismen stark angereichert, sodass sie sehr belastet sind. Es gibt also kein Zurück zu unserer ursprünglichen Ernährung

104 Burford-Mason 2017, Pos. 2355
105 Nehls 2019, Pos. 565

als Fischer und Sammler. Aber keine Sorge - es ist gut möglich, diese Ernährung mit unseren heutigen modernen Mitteln nachzubauen! Die eigentliche Quelle für Omega-3-Fettsäuren sind nämlich Mikro-Algen. Kleine Meerestiere fressen diese Mikro-Algen, die dann wieder von kleinen Fischen gefressen werden. Die kleinen Fische werden von größeren gefressen etc., die am Ende dann vom Lachs verspeist werden. Die beste Quelle für Omega-3-Fettsäuren ist deswegen Algenöl, das aus genau den Mikroalgen, die am Anfang der Nahrungskette stehen, hergestellt wird.

Diese Mikroalgen werden heutzutage in Salzwassertanks gezüchtet, deren Wasser völlig frei von Schadstoffen ist. Das Meer wird dadurch nicht belastet, denn diese Salzwassertanks kann man überall, in jedem Industriegebiet, aufstellen, sodass auch der Landwirtschaft keine Flächen verloren gehen. Michael Nehls hat in seinem Buch "Algenöl" vorgerechnet, dass die Menge an Omega-3-Fettsäuren, die wir aus dem Meer gewinnen könnten, nicht für die Versorgung der Weltbevölkerung ausreichen würden. Selbst wenn man diese Ressourcen voll ausschöpfen würde, bekäme jeder Mensch auf der Erde nur ein halbes Gramm aquatische Omega-3-Fettsäuren. Unser täglicher Bedarf liegt aber bei zwei Gramm, also viermal höher! Dies ist ein Grund mehr, sich für pflanzliches Omega-3-Öl aus Mikroalgen zu entscheiden.[106] Michael Nehls empfiehlt Norsan-Algenöl aus der Apotheke, und zwar in flüssiger Form und nicht als Kapseln. Denn so kann man schmecken, sollte das Öl ranzig sein. Mit irgendwelchen Fischölkapseln aus dem Drogeriemarkt kann man nämlich mehr Schaden anrichten als Nutzen, denn ranziges Öl stellt für unseren Körper eine schwere Belastung dar! Wenn du von solchen Kapseln einmal fischig hast aufstoßen müssen, ist dies ein sicheres Zeichen dafür, dass sie ranzig waren.

106 Nehls 2018, Pos. 2479

Vom Norsan-Algenöl benötigt man einen Teelöffel täglich, um seinen Bedarf von zwei Gramm Omega-3-Fettsäuren zu decken. Man kann es einfach über einen Salat geben oder in eine Suppe oder einen Gemüse-Eintopf, den man ein wenig hat abkühlen lassen, denn das Öl ist hitzeempfindlich. Es schmeckt relativ neutral, leicht nach Meer und Zitrone. Am Salat merkt man den Geschmack kaum. Doch es gibt einige Gerichte, zu denen es mir nicht schmeckt. In diesen Fällen nehme ich den Teelöffel direkt ein, statt ihn über das Essen zu geben. Das ist zwar nicht ganz optimal, weil sich das Öl so nicht über eine ganze Mahlzeit verteilt und damit etwas schlechter resorbiert wird, aber die Freude am Essen hat an dieser Stelle Vorrang.

Was du unbedingt vermeiden solltest, sind Öle mit einem für den menschlichen Organismus ungünstigen Omega-3- zu Omega-6-Verhältnis. Denn obwohl der menschliche Körper die pflanzliche Omega-3-Fettsäure ALA kaum in für uns verwertbare EPA und DHA umwandeln kann, sind ALA-reiche Öle trotzdem gesund für uns, schlichtweg weil sie im Gegenzug weniger Omega-6-Fettsäuren enthalten.

Hier eine Rangliste:[107]

Rangliste: Pflanzenöl/Fett	Verhältnis von Omega-3 zu Omega-6
Leinöl	ca. 3:1
Borretschöl	ca. 1:2
Hanföl	ca. 1:3
Rapsöl	ca. 1:3
Walnussöl	ca. 1:4
Weizenkeimöl	ca. 1:7
Sojaöl	ca. 1:8
Avocado (im Fettanteil)	ca. 1:10
Olivenöl	ca. 1:10
Sesamöl	ca. 1:22
Mandelöl	ca. 1:48
Granatapfelkernöl	ca. 1:50
Maiskeimöl	ca. 1:52
Schwarzkümmelöl	ca. 1:55
Mohnöl	ca. 1:73
Kürbiskernöl	ca. 1:110
Sonnenblumenöl	ca. 1:120
Traubenkernöl	ca. 1:135
Distelöl	ca. 1:160

107 Tabelle: Omega 3 zu Omega 6 - Die Liste der Fettsäureverhältnisse von verschiedenen pflanzlichen Ölen und sonstigen Fetten in: Alternativ gesund leben, https://www.alternativ-gesund-leben.de/omega-3-zu-omega-6-fettsaeuren-verhaeltnis-uebersicht-liste-und-ausfuehrliche-tabelle-zu-pflanzlichen-oelen-sowie-weiteren-fetten/, abgelesen am 28.4.2020

Alle Öle, die unter dem Olivenöl stehen, sind unbedingt zu meiden, da sie das Gleichgewicht zwischen Omega-3 und Omega-6 empfindlich stören und damit, wie oben bereits beschrieben, zu Entzündungsneigung, Allergien und Autoimmunerkrankungen führen!

Deinen Bedarf an gesättigten Fettsäuren deckst du am besten über Butter und/oder Kokosöl. Diese kannst du uneingeschränkt verzehren, denn beide enthalten hauptsächlich gesättigte Fette und haben damit keine Auswirkung auf das Omega-3- zu Omega-6-Verhältnis. Der Nachteil von Butter ist, dass sie von Natur aus einen gewissen Anteil von Trans-Fettsäuren enthält. Dieser Anteil ist jedoch relativ gering, sodass du nicht auf Butter verzichten musst, wenn du sie magst. Deinen Bedarf an Omega-6-Fettsäuren deckst du am besten über Lein-, Hanf-, Raps- und/oder Walnussöl. Auch diese Öle kannst du relativ uneingeschränkt verzehren, da ihr Omega-3- zu Omega-6-Verhältnis gut ist und deswegen auch kaum Auswirkungen darauf haben. Allerdings haben all diese Öle den Nachteil, dass sie leicht ranzig werden. Leinöl darfst du nur verwenden, wenn du es frisch gepresst aus der Ölmühle holst, im Kühlschrank lagerst und es innerhalb weniger Wochen aufbrauchst. Alle Leinöle, die ungekühlt in Supermarktregalen stehen, sind definitiv ranzig und gefährden damit deine Gesundheit, indem sie Entzündungen verursachen! Walnussöl bekommt man fast nur aus gerösteten Walnüssen. Dieses Öl ist gesundheitsschädlich, da Omega-6-Fettsäuren nicht hitzebeständig sind - sie wandeln sich beim Rösten in Trans-Fettsäuren um. Achte also darauf, dass du keinesfalls Öle aus gerösteten Samen verwendest, auch kein geröstetes Sesamöl. Hanf- und Rapsöl werden ebenfalls leicht ranzig. Ich verwende ein kaltgepresstes Rapsöl aus der Region, das es bei uns im Supermarkt zu kaufen gibt und frisch schmeckt. Von Weizenkeimöl würde ich auch grundsätzlich eher abraten, weil es viel zu leicht ranzig wird.

Obwohl Olivenöl mit eins zu zehn kein so besonders gutes Omega-3- zu -6-Verhältnis aufweist, hat es doch den Vorteil, dass es weniger zum ranzig werden neigt und bis 180° C hitzebeständig ist. Doch auch hier sind die Supermarktregale voll von altem, ranzigen Öl. Leider sind auch die meisten Olivenöle im Bioladen ranzig. Es ist sehr wichtig, dass du die Öle, die du verwendest, pur auf einem Teelöffel probierst. Wenn irgendetwas widerlich oder abstoßend schmeckt, ist das Öl ranzig. Olivenöl darf bitter und auch scharf schmecken, wenn du es pur versuchst. Das einzige Bio-Olivenöl, das mich bisher nicht enttäuscht hat, ist das der Marke Carapelli, die es in vielen Supermärkten zu kaufen gibt.

Wie oben schon angedeutet, entstehen aus ungesättigten Fettsäuren beim Braten Trans-Fettsäuren. Durch die thermische Belastung verdreht sich das Molekül genau an den Doppelbindungen und der Knick geht verloren. Chemisch hat sich dadurch nichts an der Fettsäure verändert - sie besteht immer noch exakt aus den gleichen Molekülen. Aber physikalisch hat sie nun ganz andere Eigenschaften. Und die sind leider hirnschädigend! So wird beispielsweise mehrfach erhitztes Sonnenblumenöl in der Forschung genutzt, um bei Versuchstieren Hirnschäden zu verursachen.[108] Deswegen solltest du zum Backen nur Butter und Kokosöl verwenden. Olivenöl ist von allen anderen Pflanzenölen noch am hitzebeständigsten, aber auch nur bis 180° C. Diese Temperatur wird beim Braten leicht überschritten, und auch viele Backwaren werden bei höheren Temperaturen hergestellt. Da Butter beim Braten auch leicht braun wird, würde ich dazu raten, wenn du z.B. Zwiebeln anrösten willst, dies lieber mit Kokosöl oder Ghee zu tun. Fleisch sollte man überhaupt

108 Nehls 2019, Pos. 583

nicht braten, da dabei gehirnschädigende AGEs entstehen. Wenn ich Fleisch essen würde, würde ich es nur kochen. Und wenn man Fisch brät, zerstört dies die darin enthaltenen Omega-3-Fettsäuren. Ich persönlich brate nicht öfters als ein- bis zweimal pro Woche Gemüse an. Denn grundsätzlich können dabei immer gesundheitsschädliche Stoffe entstehen, die das Gehirn schädigen. Ganz auf Röstaromen verzichten möchte ich zwar nicht, doch ich setze meinen Körper diesem Stress so selten wie möglich aus.

Zusammenfassung

- Wir brauchen gesättigte Fettsäuren, Omega-3- und Omega-6-Fettsäuren.
- Die Omgea-3-Fettsäuren müssen aquatischen Ursprungs sein, da wir pflanzliche ALA nicht oder nur in sehr geringem Umfang in das von uns benötigte EPA und DHA umwandeln können.
- DHA ist ein wichtiger Baustoff für unsere Nervenzellen im Gehirn, EPA wird für die restlichen Körperzellen und als Grundstoff für entzündungshemmende Gewebshormone benötigt.
- Die gesündeste und nachhaltigste Form, DHA und EPA aufzunehmen, ist Algenöl, das aus Mikroalgen gewonnen wird, die in Salzwassertanks gezüchtet werden. Ein Teelöffel Norsan-Algenöl (entsprechend zwei Gramm DHA und EPA) täglich genügt.
- Pflanzenöle, die zu viele Omega-6-Fettsäuren enthalten, sind schädlich für uns, da unser Immunsystem dadurch aus dem Gleichgewicht gerät, weil zu viele entzündungsfördernde Gewebshormone gebildet werden.
- Zu meiden sind Ölsorten wie Distel-, Mandel-, Sonnenblumen- und Kürbiskernöl.
- Gut sind Öle mit einem hohen Omega-3 zu Omega-6-Verhältnis, wie z.B. Rapsöl, Hanföl und Olivenöl. Sie dürfen aber keinesfalls ranzig sein. Leinöl sollte aus diesem Grund nur verzehrt werden, wenn eine ununterbrochene Kühlkette gewährleistet ist.

- Gute gesättigte Fettsäuren sind in Kokosöl und Butter enthalten.
- Braten und backen sollte man nur mit gesättigten Fettsäuren, da ungesättigte nicht oder nur eingeschränkt hitzebeständig sind.

Proteine

Proteine spielen bei der Ernährung für hochsensible Menschen eine besondere Rolle. Denn wie ich oben bereits beschrieben habe, ist das Gehirn bei Hochsensibilität aktiver - es werden mehr Botenstoffe gebildet. Das benötigt nicht nur mehr Energie, die unsere Mitochondrien bereitstellen müssen, sondern auch mehr Rohstoffe, aus denen die Botenstoffe gemacht werden. Bei den meisten Botenstoffen ist dieser Ausgangsstoff eine Aminosäure. Aminosäuren sind Eiweiß-Bausteine, die in unserer Ernährung vorkommen. Acht von ihnen sind für unsere Gesundheit essentiell, d.h. der Körper kann sie nicht bilden, sondern muss sie tagtäglich aufnehmen, genau wie Vitamine: Isoleucin, Leucin, Lysin, Methionin, Phenylalanin, Threonin, Tryptophan und Valin. Tryptophan beispielsweise wird zwar für viele Vorgänge im ganzen Körper benötigt, ein Teil davon wird aber im Gehirn zu 5-HTP (5-Hydroxytryptophan) umgebaut. Das 5-HTP wird dann vollständig in den Botenstoff Serotonin umgewandelt. Wenn nicht genügend Serotonin im Gehirn gebildet werden kann, ist die Übertragung positiver Gefühle und Gedanken blockiert. Außerdem erhöht Tryptophan die Neurogenese-Rate. Es ist also für dein Wohlbefinden extrem wichtig, dass dein Gehirn über ausreichend Tryptophan verfügt! Und genauso ist es mit vielen anderen

Aminosäuren und den Botenstoffen, die daraus gebildet werden.[109] Vielen ist bewusst, dass Proteine wichtig für den Muskelaufbau z.B. beim Sport sind. Doch dass sie für das Nervensystem von so entscheidender Bedeutung sind, wissen nur wenige. Aufgrund ihres hochaktiven Gehirns ist es für hochsensible Menschen also besonders wichtig, ausreichend Protein zu sich zu nehmen. Dabei kommt es aber zu einem seltsamen Paradoxon: Obwohl hochsensible Menschen in besonderem Maße auf eine gute Proteinversorgung angewiesen sind, nehmen sie oft weniger davon zu sich! Das liegt daran, dass es sich dabei um sehr empathische Menschen handelt, die wenig bis gar kein Fleisch essen und oftmals sogar vegan leben. Dabei kommt es leicht zu einer kohlenhydratlastigen Ernährung, denn man streicht das Fleisch vom Teller und isst das, was übrigbleibt. Wenn ich jetzt aber ein aktiveres Gehirn als andere habe und dabei weniger Protein zu mir nehme, ist klar, dass das nicht gut gehen kann.Die Hauptaufgabe in diesem Kapitel wird es sein, deine Ernährung so umzustellen, dass du tatsächlich ausreichend Eiweiß bekommst. Und das geht auch als Vegetarier*in oder Veganer*in, natürlich ebenso, wenn du gern Fleisch und Fisch isst! Deinem Gehirn ist es egal, wo die Proteine herkommen, Hauptsache, sie sind den ganzen Tag über verfügbar.[110] Denn unser Körper kann Proteine nicht speichern. Wenn wir unseren täglichen Bedarf nicht decken, greift er schon nach ein bis drei Tagen auf unser eigenes Muskelgewebe zurück, um sich die Aminosäuren, auf die wir für die Produktion von Hormonen und Botenstoffen dringend angewiesen sind, zu beschaffen. Die gesündeste und effizienteste Methode zur Aufnahme von Protein ist, es auf drei Mahlzeiten verteilt zu essen. So ist gewährleistet, dass stets alle Aminosäuren, die unser Gehirn

---

109 Kern 2019, S. 34-37

110 Kern 2019, S. 53f

benötigt, um Botenstoffe zu bilden, im Blut schwimmen. Denn auch die Botenstoffe können nicht vom Körper gespeichert werden - sie müssen bei Bedarf blitzschnell produziert werden. Leider verzehren viele ihre Tagesdosis an Protein bei nur einer einzigen Mahlzeit, in der Regel beim Mittagessen. Aber ob wir die richtige Hirnchemie für eine gute Konzentrationsfähigkeit oder einen erholsamen Schlaf aufbauen können, hängt nicht davon ab, was wir gestern oder vorgestern gegessen haben, sondern von unserer zuletzt eingenommenen Mahlzeit![111]

Die Deutsche Gesellschaft für Ernährung (DGE) und viele andere Ernährungsgesellschaften empfehlen die Zufuhr von 0,8 Gramm Protein pro Kilogramm Körpergewicht pro Tag. Neuere Forschungsergebnisse sprechen aber dafür, dass die optimale Proteinmenge eher bei 1,2 Gramm liegt und dass die Empfehlungen der Ernährungsgesellschaften zu niedrig gehalten sind. Während man früher annahm, dass der Eiweißbedarf im Alter sinkt, hat sich das genaue Gegenteil herausgestellt: Mit steigendem Alter benötigen wir mehr Protein![112] Der Sportwissenschaftler Prof. Dr. Ingo Froböse macht dazu folgende Angaben:[113]

Proteinbedarf nach Lebensalter

- **Bis 40 Jahre:** 1 Gramm Eiweiß pro Kilo Normalgewicht
- **40-50 Jahre:** 1,5 Gramm Eiweiß pro Kilo Normalgewicht
- **über 50 Jahre:** 1,8-2 Gramm Eiweiß pro Kilo Normalgewicht

111 Burford-Mason 2017, 2073-2147
112 Burford-Mason 2017, Pos. 3616-3639
113 Froböse 2014, Pos. 1438

Wenn du über- oder untergewichtig bist, berechnest du deinen Proteinbedarf auf der Basis deines Normalgewichts: ungefähr deine Körpergröße in Zentimetern minus 100.

Ich denke, dass Menschen durchaus auch einen unterschiedlichen Eiweißbedarf haben können, je nachdem, ob man ein Kohlenhydrat-Typ, ein Eiweiß- oder ein Misch-Typ ist. Als Kohlenhydrat-Typ kann es sein, dass du weniger benötigst und mehr gar nicht vertragen würdest, als Eiweiß-Typ kann es genau umgekehrt sein. Deswegen ist es wichtig, es einfach auszuprobieren. Beginne mit der Empfehlung der DGE (0,8 Gramm pro Kilogramm Körpergewicht pro Tag). Nach ein bis zwei Wochen hast du einen Eindruck davon, wie du dich damit fühlst. Danach steigerst du auf 1 Gramm pro Kilo. Wenn du viel Sport treibst, ist es möglich, dass du auch als jüngerer Mensch 1,5 g pro Kilo oder mehr benötigst.

Ich selbst habe alles ausprobiert. Früher bin ich den Empfehlungen der Vollwertkost gefolgt, die der Auffassung waren, dass der Mensch nur sehr wenig Protein benötigt und dass 0,5 Gramm pro Kilo pro Tag ausreichen. Als ich davon erfahren habe, dass das für das Nervensystem zu wenig sein könnte, habe ich auf die DGE-Empfehlung von 0,8 g pro Kilo aufgestockt. Das brachte mir eine deutliche nervliche Stabilisierung! 2018 habe ich angefangen, Kraftsport zu betreiben und nehme seitdem 1,5 g Protein zu mir. Diese Menge hat mir körperlich gutgetan und mir beim Muskelaufbau geholfen, nervlich gesehen hat es aber nichts weiter bewirkt. Deswegen empfehle ich, mindestens die DGE-Empfehlung einzuhalten, was sich auch bei meinen Klient*innen gut bewährt hat.[114]

Wenn wir jetzt als Beispiel einmal einen 70-Kilogramm-Menschen unter 40 Jahren nehmen, benötigt dieser also ca. 70 Gramm Eiweiß

114 Kern 2019, S. 53f

täglich. Getreideprodukte wie Reis, Nudeln, Haferflocken und Brot enthalten durchschnittlich 10% Eiweiß. Wenn du es ganz genau wissen willst, kannst du das, was du an Getreideprodukten täglich isst, einmal genau abwiegen. 10% dieses Gewichts darfst du dann schon einmal von den 70 Gramm abziehen. In der Regel dürfte das in etwa ein Drittel deines Proteinbedarfs ausmachen. Das wären in unserem Beispiel ca. 23 Gramm. Es bleibt ein über proteinreiche Nahrungsmittel zu deckender Eiweißbedarf von 47 Gramm. Wenn du diese Proteinmenge über Getreideprodukte decken wolltest, müsstest du täglich 470 g Brot oder Nudeln (Trockengewicht) mehr essen! Damit würdest du aber im Verhältnis viel zu viele Kohlenhydrate aufnehmen, entsprechend zunehmen und deine Bauchspeicheldrüse überlasten. Deswegen muss dieser noch offene Proteinbedarf, in unserem Beispiel 47 g, über proteinreiche Nahrungsmittel aufgenommen werden.
Jetzt wird es für einen Tag lang ein wenig umständlich für dich, aber die Mühe lohnt sich: Bitte wiege einmal alles, was du an eiweißreicher Nahrung zu dir nimmst, genau ab.

Proteinreiche Nahrungsmittel sind folgende (die Prozentangaben beziehen sich auf den Eiweißgehalt):

- Fleisch: durchschnittlich 25%
- Fisch: durchschnittlich 20%
- Milchprodukte:
- Quark vollfett: 10%
  Hüttenkäse: 12,6%
  Hartkäse: durchschnittlich 25%
  Achtung: Viele denken, Milch und Joghurt wären proteinreich, aber sie enthalten nur 3% Eiweiß! Eine Ausnahme stellt griechischer Joghurt dar, der abgetropft wurde. Je nach

Hersteller kann er 8-10% Protein enthalten, dafür aber auch mehr Fett.

- Eier enthalten im Rohzustand 13% Protein, d.h. 1 Ei von 70 g enthält 9 g Eiweiß
- Hülsenfrüchte roh, getrocknet: durchschnittlich 21%
- Nüsse und Samen: durchschnittlich 18%
- Tofu: Die Nährwertangaben schwanken zwischen 8% und 16%. Am besten, du schaust auf der Verpackung deiner Tofu-Marke nach!
- Süßlupinenmehl: 40%
- Reisprotein: 80%
- Erbsenprotein: 85%
- Hanfprotein: 50%
- Kürbiskern-Protein: 60%
- Mandelprotein: 50%

Da der Körper, wie oben bereits beschrieben, Proteine nicht speichern kann, sollte bei jeder Mahlzeit ein eiweißreiches Nahrungsmittel integriert sein. Wenn man also den noch offenen Proteinbedarf unseres 70-Kilo-Menschen von 47 Gramm auf drei Mahlzeiten aufteilt, heißt das, dass jeweils ca. 16 Gramm über proteinreiche Nahrungsmittel ergänzt werden müssen. Wenn wir von einem 70-Kilo-Menschen ausgehen und ausrechnen wollen, welche Menge eines bestimmten proteinreichen Nahrungsmittels dieser pro Mahlzeit benötigt, lautet die Formel dazu wie folgt:
Eiweißbedarf in Gramm dividiert durch den Proteingehalt des jeweiligen proteinreichen Nahrungsmittels in Prozent mal 100 Prozent.

Daraus ergibt sich, dass ein Mensch von 70 Kilo pro Mahlzeit eine Portion der folgenden proteinreichen Nahrungsmittel benötigt, um seinen Bedarf an Aminosäuren zu decken:

Nahrungsmittel	Berechnung	Portionsgröße
Fleisch (bitte roh wiegen!)	16 Gramm / 25% x 100% =	64 Gramm
Fisch (roh)	16 / 20 x 100	80 Gramm
Quark vollfett	16 / 10 x 100	160 Gramm
Hüttenkäse	16 / 12,6 x 100	126 Gramm
Ei, roh	16 / 13 x 100	123 Gramm (entspricht zwei kleinen Eiern)
Hülsenfrüchte	16 / 21 x 100	76 Gramm
Nüsse, Samen	16 / 18 x 100	90 Gramm (als alleinige Proteinquelle für den Normalbürger zu fetthaltig; außerdem neigen Nüsse zu Schimmelbildung, weshalb man nicht mehr als eine Handvoll pro Tag essen sollte)
Süßlupinenmehl	16 / 40 x 100	40 Gramm
Reisprotein	16 / 80 x 100	20 Gramm
Erbsenprotein	16 / 85 x 100	19 Gramm
Hanfprotein	16 / 50 x 100	32 Gramm
Kürbiskern-Protein	16 / 60 x 100	27 Gramm
Mandelprotein	16 / 50 x 100	32 Gramm

Du kannst diese Mengen auch ganz leicht auf dein Körpergewicht bzw. Normalgewicht umrechnen, indem du sie durch 70 Kilo dividierst und mit deinem Gewicht multiplizierst. Wenn du so z.B. feststellst, dass dein Frühstück zu wenig Protein enthält, kannst du einfach eine Portion Reisprotein mit etwas Wasser in ein Schraubglas geben, kurz schütteln und trinken. Das war es schon! Und für unterwegs nimmst du dir das Reisprotein einfach im Schraubglas mit und gibst später Wasser dazu, wenn du es brauchst. Wahrscheinlich sind nur ein paar kleine Änderungen nötig, die sich gut mit deinen Vorlieben und Gewohnheiten vereinbaren lassen. Viele meiner Klient*innen, die ihre Protein-Aufnahme auf diese Weise anpassen, berichten davon, sich davon regelrecht durch den Tag getragen zu fühlen. Genauso empfinde ich es auch, seit ich diese Umstellung vorgenommen habe. Und auch dein Nervensystem wird es dir danken!

Doch in welcher Form ist Protein am gesündesten? Was rotes Fleisch betrifft, ist die Studienlage verwirrend, weil viele Studien stark verarbeitete Fleischarten wie Aufschnitt unter dem Oberbegriff „rotes Fleisch“ eingeschlossen haben.[115] Fleisch gilt zwar schon lange als weniger protektives Nahrungsmittel, was neuere Forschungsergebnisse bestätigen.[116] Und natürlich ist Fleisch von Tieren aus Massentierhaltung, die z.B. mit Mais gefüttert werden, der für sie artfremd ist und den sie eigentlich nicht vertragen, kritisch zu sehen, denn nur gesunde Tiere liefern auch gesundes Fleisch. Doch gegen ein Steak aus Weidehaltung ab und zu ist aus gesundheitlicher Sicht nichts einzuwenden. Ganz sicher schädlich ist verarbeitetes Fleisch wie z.B. Wurstwaren. Schon der Konsum von 50 Gramm verarbeitetem Fleisch täglich erhöht das Darmkrebsrisiko um 18 Prozent! Das ergab eine Meta-

115 Burford-Mason 2017, Pos. 11546

116 Burford-Mason 2017, Pos. 3616

studie, bei der 22 Wissenschaftler*innen über 800 Studien auswerteten.[117] Insgesamt ist Fleischkonsum also sowohl aus gesundheitlichen als auch aus Nachhaltigkeitsaspekten heraus gesehen nur in kleinen Mengen zu empfehlen und auf keinen Fall als tägliche Eiweißquelle geeignet. Denn wir sind keine Neandertaler, deren Stoffwechsel auf rotes Fleisch angepasst war, sondern Fischer und Sammler vom Meer, die sicher auch einmal an Land etwas gefangen und gegessen haben, aber deren Hauptproteinquelle Schalentiere und Fisch waren. Und da Fisch heutzutage so stark belastet ist und die Weltmeere überfischt sind, wie ich bereits im Kapitel über die Omega-3-Fettsäuren geschrieben habe, kann auch er uns nicht mehr als alleinige Proteinquelle dienen, sondern bestenfalls einmal pro Woche auf den Tisch kommen. Auch Milchprotein ist als Eiweißquelle kritisch zu sehen, wie ich schon im Kapitel über die Unverträglichkeit von Milchprodukten geschrieben habe, weil es Entzündungen verursacht, die Funktion der Mitochondrien verringert und die Aufnahme der Polyphenole, die unsere Mitochondrien reparieren und kräftigen, um den Faktor 3,4 verschlechtert.[118]

Die beste tierische Eiweißquelle ist Molkenprotein. Milchprotein besteht zu 80% aus dem für Menschen unbekömmlichen Kasein. Wir benötigen vier Stunden, um es zu verdauen! Molkenprotein hingegen kommt dem körpereigenen Eiweiß sehr nah und ist in zwanzig Minuten verdaut. Der Unterschied erklärt sich daher, dass Molke ein Abfallprodukt bei der Käse-Herstellung ist. Das Kasein gerinnt dabei und kommt so in den Käse, während die anderen in der Milch enthaltenen Proteine in der Molke verbleiben.[119] Molke enthält nur 0,8 Prozent Ei-

---

117 Nehls 2019, Pos. 431-446

118 Asprey 2018, S. 148f

119 Art. Milcheiweiß: Casein und Molkeneiweiß in: Milch-Guide.de, https://www.milch-guide.de/gesundheit/milcheiweiss.php, abgelesen am 6.5.2020

weiß,[120] das über verschiedene Herstellungsverfahren extrahiert wird. Dieses extrahierte Molkenprotein-Pulver enthält dann ca. 85 Prozent Eiweiß, sodass du es wie Erbsenprotein dosieren kannst. Der Nachteil beim Molkenprotein ist, dass es, je nach Sorte, bis zu sechs Prozent Milchzucker enthalten kann. Wenn du also eine Laktose-Intoleranz hast, wirst du es nicht vertragen. Und auch sonst hast du hier eine unnötige Zuckerbelastung. Was die Nachhaltigkeit betrifft, sehe ich Molkenprotein zwiespältig: Solange der Konsum an Milchprodukten so hoch ist, wie es derzeit in unserer Gesellschaft der Fall ist, ist Molke ein Abfallprodukt. Unter diesen Umständen ist es natürlich nachhaltig, dieses Abfallprodukt zu verwenden und ein derart hochwertiges Protein daraus zu gewinnen. Doch die Tierhaltung belastet das Klima ungemein, da gerade Kühe viel Methan absondern, das um einiges schlimmer als CO_2 wirkt. Von daher sollte sich die Menschheit eigentlich dahingehend entwickeln, weniger Milchprodukte zu konsumieren und wesentlich weniger Kühe zu halten. In diesem Fall würde auch weniger Molke anfallen. Und das hochwertige Molkenprotein bekommst du nur, wenn andere für dich viel schädliches Kasein verzehren. Gesamtgesellschaftlich betrachtet sehe ich Molkenprotein deswegen kritisch. Es ist o.k., wenn du untergewichtig bist, dich in einer Phase der Rekonvaleszenz befindest oder wenn du eine Histamin-Unverträglichkeit hast und deswegen die meisten pflanzlichen Proteine nicht verträgst. Pflanzliches Protein ist heutzutage die beste Eiweißquelle. Entgegen früherer Ansichten sind diese Proteine genauso hochwertig und teils sogar noch hochwertiger als tierisches Eiweiß, aber sie übersäuern den Körper weniger und schaffen ein besseres Darmmilieu. Denn je saurer der Körper ist, desto mehr giftiges Ammoniak entsteht bei der Verstoffwechselung von Proteinen. Dazu

120 https://www.naehrwertrechner.de/naehrwerte/M160000/Molke, abgelesen am 15.6.2020

entsteht durch zu viel tierisches Eiweiß eine Darmflora, die Ammoniak produziert und so zu einer weiteren Belastung für den gesamten Organismus wird.[121] Seit einigen Jahren erst gibt es hochwertige moderne pflanzliche Eiweißquellen wie z.B. Reisprotein. Vollkornreis enthält nur 8 Prozent Protein. Um aus ihm Reisprotein herzustellen, lässt man diesen erst keimen, wodurch sich der Gehalt an Protein erhöht. Dann wird die Stärke entfernt. Dieses Rohprotein wird schließlich noch mithilfe pflanzlicher Enzyme fermentiert und dadurch in seiner biologischen Wertigkeit weiter verbessert. Danach enthält das Reisprotein 80% Eiweiß und alle essenziellen Aminosäuren.[122] Der Geschmack unterscheidet sich stark von Marke zu Marke, aber gute Produkte schmecken relativ neutral, leicht nach Reis (meine Lieblingssorte findest du in den Produktempfehlungen am Ende dieses Buches). Reisprotein ist hypoallergen und auch bei Glutenunverträglichkeit verwendbar. Es ist die einzige pflanzliche Proteinquelle, die bei Histamin-Unverträglichkeit funktioniert. Denn alle anderen pflanzlichen Proteine werden entweder aus Samen, Nüssen oder Hülsenfrüchten gewonnen, die allesamt histaminhaltig sind. Und da Histamin wasserlöslich ist, enthalten z.B. Kürbiskern-, Mandel- und Sonnenblumenprotein leider mehr Histamin als ganze Kürbiskerne, Mandeln und Sonnenblumenkerne, da der histaminfreie Fettanteil reduziert wurde. Der einzige Nachteil von Reisprotein (und natürlich auch von Reis) ist, dass es von Natur aus Arsen enthält, weil die Reispflanze dies wie ein Schwamm aufnimmt. Ein seriöser Hersteller lässt den Arsengehalt regelmäßig prüfen, vertreibt nur Produkte, die weit unter dem Grenzwert liegen und gibt auch Auskunft über den aktuellen Arsengehalt.

Die Süßlupine ist ebenfalls eine sehr gute Proteinquelle. Es han-

121 Jakob 2013, S. 70ff

122 Art. Reisprotein Herstellung in: truevego, https://truevego.de/reisprotein/, abgelesen am 4.5. 2020

delt sich dabei um eine Hülsenfrucht, deren Eiweiß sehr ähnlich zusammengesetzt ist wie das der Sojabohne, dabei aber viel weniger Phyto-Östrogene und Allergene aufweist. Die Bohnen der Süßlupine enthalten ca. 40 Prozent Eiweiß und werden als Ganzes zu Mehl vermahlen. Früher gab es sehr wohlschmeckendes Süßlupinenmehl aus der weißen Süßlupine zu kaufen. Dann kam es aber zu einem schweren Schädlingsbefall und seitdem wird fast nur noch die blaue Süßlupine angebaut. Diese schmeckt einem Teil der Menschen widerlich bitter. Der Geschmack von bitter ist individuell und nicht bei allen Menschen gleich ausgeprägt. Wenn du nicht zu den Bitterschmecker*innen gehörst, ist die Süßlupine für dich eine empfehlenswerte und wohlschmeckende Proteinquelle. Doch wenn du wie ich ein*e Bitterschmecker*in bist, dann wirst du den Geschmack der blauen Süßlupine unerträglich finden.

Erbsenprotein gibt es fertig zu kaufen, du kannst es aber auch selbst herstellen, indem du Erbsen über Nacht einweichst, keimen lässt, dann im Ofen trocknest und im Mixer zu Pulver vermahlst.[123] Es handelt sich dabei um ein sehr hochwertiges Protein, aus dem man nicht nur einen Eiweißshake machen kann, sondern auch leckere Erbsensuppe. Es schmeckt allerdings intensiv nach Erbse, von daher ist es vor allem für Menschen geeignet, die diesen Geschmack mögen. Wenn man eine Mischung aus 70 Prozent Reisprotein und 30 Prozent Erbsenprotein herstellt, erhält man übrigens ein besonders hochwertiges Protein, das die gleiche Wertigkeit wie Molkenprotein aufweist. Beide ergänzen sich nämlich hervorragend: Während dem Reisprotein die großen Lysinmengen des Erbsenproteins fehlen, liefert das Reisprotein die Aminosäure Methionin, die wiederum im Erbsenprotein

123 Art. Herstellung eines Basis Erbsenproteinpulvers in: Wikihow, https://de.wikihow.com/Protein-pulver-aus-Erbsen-herstellen, abgelesen am 4.5.2020

weniger enthalten ist. Aus Lysin und Methionin baut der Körper L-Carnitin, das wiederum Nährstoffe in die Mitochondrien befördert.[124] Diese Mischung ist deshalb die Proteinform, die ich persönlich am besten finde.

Problematisch wird es, wenn du wie ich eine Histamin-Unverträglichkeit hast und dich dabei vegan ernährst. Dann bleibt dir nämlich Reisprotein als einzige pflanzliche Eiweißquelle übrig. Dadurch kann es zu einem L-Carnitin-Mangel kommen, da Reisprotein wenig Lysin enthält. Teste zunächst, ob du das Erbsenprotein in diesen kleinen Mengen verträgst. Sollte das nicht der Fall sein, macht es Sinn, L-Carnitin oder L-Lysin als Nahrungsergänzung zu dir nehmen. L-Carnitin sollte man nicht länger als zwei Monate am Stück einnehmen, da der Körper sonst verlernt, es selbst zu synthetisieren. Nach zwei Einnahme-Monaten sollte deshalb eine Pause von einem Monat erfolgen.[125] In dieser Zeit kannst du dann statt L-Carnitin L-Lysin als Nahrungsergänzung einnehmen, indem du auf 100 Gramm Reisprotein ca. 2,5-3 Gramm L-Lysin gibst. Das hat einen sehr ähnlichen Effekt wie die Mischung von Reis- und Erbsenprotein, da beide Proteine ansonsten ein vergleichbares Aminosäurenprofil aufweisen. So hat dein Körper in der Zeit der L-Carnitin-Einnahmepause alle Bausteine beisammen, um L-Carnitin selbst herzustellen. (Mehr dazu im Kapitel über Nahrungsergänzung.)

Kürbiskern-, Mandel- und Sonnenblumenprotein sind sehr wohlschmeckend. Wer Kürbiskerne, Mandeln und bzw. oder Sonnenblumenkerne mag, wird auch diese Proteine lieben! Auch Hanfprotein hat einen nussigen Geschmack. Im Grunde genommen handelt es sich bei diesen Proteinen um Abfallprodukte bei der Ölpressung. Der zu-

124 Art. Erbsenprotein in: Zentrum der Gesundheit, https://www.zentrum-der-gesundheit.de/erbsenprotein-2-ia.html, abgelesen am 4.5. 2020

125 Burgerstein Handbuch Nährstoffe 2018, S. 279-283

rückgebliebene Presskuchen enthält weniger Fett und mehr Protein als die ursprünglichen Samen. Er wird feingemahlen und keimreduziert, damit keine giftigen Aflatoxine (Schimmelpilzgifte) entstehen.[126] Kürbiskernprotein schmeckt nussig und leicht schokoladig, sehr lecker in Verbindung mit Kakao. Mandelprotein schmeckt nach Marzipan. Beide eignen sich auch sehr gut als Geschmacksverbesserer von Reisprotein. Wenn du z.B. das Marzipanaroma des Mandelproteins liebst, es dir aber zu teuer ist, kannst du dir eine Mischung herstellen. Es macht überhaupt Sinn, mehrere pflanzliche Proteine zu verwenden, da sie sich vom Aminosäuren-Profil her alle ein wenig voneinander unterscheiden und so ihre jeweiligen Stärken und Schwächen ausgleichen. Aufgrund des Risikos einer Aflatoxinbelastung würde ich diese Proteine generell eher als Geschmacksverbesserer einsetzen.

Immer wenn du eine Mahlzeit zu dir nimmst, die von sich aus kein eiweißreiches Nahrungsmittel enthält, wie z.B. Müsli, Porridge, belegte Brote, Salat, Gemüse-Eintopf und Obst solltest du danach eine Portion pflanzliches Protein zu dir nehmen. Das geht auch unterwegs - gib deine Portion pflanzliches Protein in ein Schraubglas und nimm es überall hin mit. Du musst nur etwas Wasser dazugeben, gründlich schütteln und trinken. Enthält eine Mahlzeit ein Stück Fleisch, Fisch, Feta, Quark, Hüttenkäse oder eine ausreichende Menge an Tofu, Erbsen, Bohnen oder Linsen, kannst du diesen Eiweißdrink weglassen. So sorgst du für eine gute Versorgung deines Gehirns mit allen Rohstoffen, die es für die Bildung von Botenstoffen benötigt. Du wirst den Unterschied deutlich spüren!

---

126 Art. Mandelprotein in: Whey-Protein-Info, https://www.whey-protein-info.de/eiweisspulver-welches-eiweiss-fuer-welchen-zweck/mandelprotein/, abgelesen am 4.5. 2020

Zusammenfassung

- Je nach Lebensalter und körperlicher Aktivität benötigen wir 1-2 Gramm Protein pro Kilogramm Körpergewicht pro Tag.
- Dieses Protein sollte auf drei Mahlzeiten aufgeteilt werden, da der Körper es nicht speichern kann.
- Die meisten Botenstoffe im Gehirn werden aus Aminosäuren (=Proteinbausteine) hergestellt. Es müssen also stets genügend Aminosäuren im Blut schwimmen, um die Gehirnaktivität aufrecht erhalten zu können.
- Da hochsensible Menschen aufgrund ihrer genetischen Veranlagung mehr Botenstoffe bilden, sind sie von einem Mangel an Protein besonders stark betroffen und sollten deshalb sehr genau darauf achten, dreimal täglich proteinreiche Nahrungsmittel zu verzehren.
- Die beste, hochwertigste und nachhaltigste Proteinquelle ist eine Mischung aus 70% Reis- und 30% Erbsenprotein.
- Süßlupinenmehl ist eine hochwertige Proteinquelle für Menschen, die keine Bitterschmecker sind bzw. denen der bittere Geschmack nichts ausmacht.
- Proteine aus Samen wie Kürbiskernen und Mandeln eignen sich aufgrund der potenziellen Aflatoxinbelastung eher zur Geschmacksverbesserung.
- Sojamehl und Tofu sind ab und zu in Ordnung, jedoch als tägliche Proteinquelle ungeeignet, weil Soja zu viele Phyto-Östrogene enthält. Ausnahme: Bei Frauen in den Wechseljahren kann eine Portion täglich den sinkenden Östrogen-Spiegel ausgleichen (das gilt auch für Soja-Joghurt).

- Milchprodukte sind als tägliche Proteinquelle ungeeignet, weil das Milchprotein Kasein Entzündungen verursacht und die Aktivität der Mitochondrien beeinträchtigt.
- Molkenprotein hingegen ist sehr hochwertig, aus Nachhaltigkeitsgründen aber nur in der Rekonvaleszenz und bei Histamin-Unverträglichkeit zu empfehlen.
- Immer wenn du eine Mahlzeit zu dir nimmst, die kein eiweißreiches Nahrungsmittel enthält, solltest du danach eine Portion pflanzliches Protein zu dir nehmen. Das geht auch unterwegs - gib deine Portion pflanzliches Protein in ein Schraubglas und nimm es überall hin mit.
- Enthält eine Mahlzeit ein Stück Fleisch, Fisch, Feta, Quark, Hüttenkäse oder eine ausreichende Menge an Tofu, Erbsen, Bohnen oder Linsen, kannst du diesen Eiweißdrink weglassen.

Kohlenhydrate

Kohlenhydrate sind ein sehr umstrittenes Thema, bei dem es in den letzten Jahren viel Bewegung gegeben hat. Die Geschichte begann damit, dass ab den 1950er Jahren aufgrund von Bewegungsmangel Übergewicht in den westlichen Industrienationen immer mehr zum Problem wurde. Als Folge kam es in den USA Ende der 1970er Jahre zu einer politisch motivierten Kampagne gegen fettreiche Nahrungsmittel. Sie basierte auf der scheinbar logischen, aber völlig falschen Annahme, Fett mache fett. Der Bevölkerung wurde geraten, ihre Ernährung auf vorwiegend kohlenhydratreiche Lebensmittel umzustellen. Zwischen 1980 und 1990 stieg die Zahl der Amerikaner, die fettreduzierte Produkte verzehrten, um das Vierfache an. Paradoxerweise stieg der Anteil der Fettleibigen im gleichen Zeitraum um weitere 31 Prozent.[127] Ein Grund dafür ist sicherlich, dass fettarme Nahrungsmittel weniger sättigen und man deshalb öfter Hunger bekommt. Dazu gesellt sich ein weiterer Effekt der kohlenhydratreichen Ernährung - es kommt zu rasch ansteigenden Blutzuckerspiegeln. Ein hoher Blutzucker ist jedoch äußerst ungesund, da Zucker alles dauerhaft verklebt, womit er in Berührung kommt: Blutgefäße, Gehirnzellen etc. Unser Körper schützt sich davor, indem die Bauchspeicheldrüse Insulin ausschüttet. Dadurch gelangt der Zucker in die Zellen, wo er verwertet wird. Überschüsse werden in die Fettzellen eingeschleust und dort in Fettsäuren umgewandelt, die gespeichert werden. Da aufgrund der Insulinwirkung der Blutzuckerspiegel oft zu stark absinkt, kommt es zur nächsten Hungerattacke und das Ganze beginnt von vorne - ein Teufelskreis! Das führt auf die Dauer zum Aufbau von immer mehr Körperfett, zumal Insulin dessen Abbau verhindert und wie ein Mast-

127 Nehls 2019, Pos. 622

hormon wirkt. Im Grunde genommen wurde damals versucht, die Folgen des chronischen Bewegungsmangels mit Kohlenhydratmast zu lindern, was das genaue Gegenteil bewirkte. Die Gegenbewegung ließ nicht lange auf sich warten - jetzt wurden die Kohlenhydrate verteufelt. Daraufhin entstanden viele Low-Carb-Ernährungsprogramme, bei denen der Anteil der Kohlenhydrate in der täglichen Nahrung reduziert wird. Doch ist das wirklich gesund?[128]

Unsere steinzeitlichen Fischer- und Sammler-Vorfahren gruben stärkehaltige Knollen aus und kletterten auf Bäume, um den Honig von Wildbienennestern zu naschen. Vor Kurzem wurde gezeigt, dass Menschen schon in der Altsteinzeit, sehr lange vor dem Beginn des Ackerbaus, Wildgetreide gesammelt und mit Mühlsteinen bearbeitet haben, um es für den Verzehr vorzubereiten. Vielfältige Vollkornprodukte gehören also zu einer natürlichen Ernährung, denn Vollkorn ist reich an Energie (Stärke und Fette), vielen gesunden Inhaltsstoffen wie Mineralstoffen, Vitaminen, Proteinen und wichtigen Ballaststoffen. Diese haben erheblichen Einfluss auf unsere Darm- und Hirngesundheit, denn wie in Teil 1 bereits beschrieben, sind beide Organe auf vielfältige Weise miteinander verbunden.[129] Vom Erbgut her sind wir also dafür ausgelegt, ein gewisses Maß an stärkehaltiger Nahrung zu verzehren. Eine artgerechte Ernährung beinhaltet demnach Kohlenhydrate. Die strikte Reduktion von Kohlenhydraten aus der Ernährung führt dazu, dass Diäten dieser Art oft abgebrochen werden, weil sie eine Lebensführung erfordern, die schlichtweg artfremd ist.[130]

Im Gegensatz zum Wildgetreide unserer Vorfahren ist Kulturweizen eine auf höchstmögliche Erträge hin gekreuzte und auf industri-

128 Nehls 2019, Pos. 630-637

129 Nehls 2019, Pos. 479-486

130 Nehls 2019, Pos. 637-666

elle Backprozesse hin optimierte Zuchtform. Dabei stieg insbesondere der Anteil an Klebereiweiß, dem sogenannten Gluten,[131] gegen das immer mehr Menschen eine Empfindlichkeit entwickeln, worüber ich im Kapitel über Gluten-Unverträglichkeit bereits ausführlich geschrieben habe. Und es gibt noch ein weiteres Problem: Bei der Herstellung von Weißmehl werden sowohl die ballaststoffreiche Kleie als auch der fetthaltige Keim entfernt, beides voller Vitalstoffe. Übrig bleiben nur noch Stärke und Gluten. Kleie und Keim werden als Tierfutter genutzt, denn von reinem Weißmehl würden die Tiere Mängel entwickeln, was kein Tierhalter riskieren würde. Und auch keiner unserer steinzeitlichen Ahnen wäre je auf eine solche Idee gekommen. Obwohl vitalstoffreiches Vollkornmehl und Weißmehl in etwa die gleiche Energiedichte aufweisen, entwickelt derjenige, der sich vorwiegend von Weißmehlprodukten ernährt, einen Mangel an Ballaststoffen, Spurenelementen und Vitaminen.[132]

Menschen sind aufgrund der Notwendigkeit, ihr großes Gehirn versorgen zu müssen, übrigens die einzigen Lebewesen, die einen Alternativmodus zum Kohlenhydratstoffwechsel haben: Sie können durch Fasten in Ketose geraten. Wenn wir unserem Körper keine Kohlenhydrate zuführen, stellt unser Organismus sich innerhalb kurzer Zeit auf die Ketose um. Das heißt, dass unsere Zellen nicht mehr mit Glukose versorgt werden, sondern mit kleinen Fettsäure-Bruchstücken, den Keton-Körpern, die im Fall von knapper Nahrung aus unserem Körperfett gebildet werden. Wäre das nicht der Fall, würden wir ohne Nahrung innerhalb von sechs Tagen sterben, aber dank der Ketose halten wir mehrere Wochen ohne Nahrung durch. Unser Gehirn erhält im Vergleich zur Glukose bei der Verstoffwechselung von Keton-Körpern

131 Nehls 2019, Pos. 919-934

132 Nehls 2019, Pos. 328-336

sogar 28% mehr Energie![133] Wir werden dadurch schlauer - vielleicht, um bessere Ideen zu entwickeln, wie wir wieder an Nahrung gelangen können. Die Nervenzellen ziehen Ketone sogar als Energiequelle vor, doch andere Zellen, beispielsweise jene, die das Myelin unserer Muskelzellen reparieren und instandhalten, bevorzugen Glukose. Von daher ist es für die meisten Menschen nicht gesund, mehr als ein paar Wochen in Ketose zu bleiben. Am besten scheint unser Körper zu funktionieren, wenn er zwischen beiden Antriebsarten wechseln kann.[134] Und das heißt, dass wir tatsächlich Kohlenhydrate benötigen, wenn wir auch nicht zwingend auf sie angewiesen sind und einige Zeit ohne sie überbrücken können.

Glukose ist ein natürlicher Bestandteil aller pflanzlichen Nahrungsmittel, nicht nur solcher, die, wie Obst, süß schmecken. Bei Weizen, Reis oder Kartoffeln beispielsweise liegt der Zucker in Form von Stärke vor, die sich aus mehreren, in langen Ketten verbundenen Glukose-Molekülen zusammensetzt. Pflanzen speichern Energie in Form von Stärke für den späteren Gebrauch. Sobald unsere Verdauungsenzyme anfangen, daran zu arbeiten, wird ein Großteil der Stärke schnell zu Zucker und gelangt als solcher in den Blutkreislauf.[135] Unser Gehirn ist auf einen stabilen Blutzuckerspiegel und eine kontinuierliche Energieversorgung angewiesen, ganz besonders bei der erhöhten Hirnaktivität hochsensibler Menschen, die dafür anfällig macht, dass die Energieversorgung abreißt. Das Problem bei Kohlenhydraten ist also, für einen konstanten Blutzuckerspiegel zu sorgen und keinesfalls in die Insulinschaukel zu gelangen. Dafür ist es wichtig, alle Zuckerzusätze vom Speiseplan zu streichen. Der in frischem Obst enthaltene Zucker

133 Asprey 2018, S. 137

134 Asprey 2018, S. 138f

135 Burford-Mason 2017, Pos. 1919-1967

hat keine schädlichen Wirkungen, weil er an Pektine gebunden ist. Bei Trockenfrüchten, Smoothies und Fruchtsaft wird diese Bindung zerstört. Eine Orange beispielsweise enthält drei bis vier Teelöffel Zucker, der, wenn wir sie im Ganzen essen, nur langsam aufgenommen wird. Ein Glas Orangensaft hingegen enthält den Zucker von drei Orangen, also zehn bis zwölf Teelöffel, genauso viel wie eine Dose Cola. Und da die Pflanzenfasern entfernt oder vermahlen wurden, schießt der Blutzucker nach dem Trinken sehr schnell in die Höhe,[136] um danach aufgrund der Insulinausschüttung wieder umso tiefer in den Keller zu rutschen.

Iss deswegen nur Vollkornprodukte, möglichst grob geschrotet, denn je feiner das Mehl gemahlen ist, desto schneller steigt der Blutzuckerspiegel an. Stärkehaltige Nahrungsmittel wie Brot, Reis, Nudeln und Kartoffeln sollte man auf eine Portion pro Mahlzeit beschränken. Am besten ist es, du isst erst einen Teller voll Gemüse, wie im Kapitel über Gemüse und Obst beschrieben. So bist du schon fast satt und brauchst weniger stärkehaltige Nahrungsmittel. Kombiniere stärkehaltige Nahrungsmittel immer mit viel Fett, denn das wird langsam verdaut, was auch den Anstieg des Blutzuckerspiegels bremst. Ich esse z.B. erst eine große Portion Salat oder Gemüse-Eintopf, die ebenfalls mit Fett zubereitet wurde und so für sich allein genommen schon relativ satt macht. Dann esse ich z.B. eine Scheibe Vollkornbrot mit viel Olivenöl oder Kokosöl und etwas Knoblauchpulver. Da ich Eiweiß nur mit einem gewissen Abstand zu den Mahlzeiten vertrage (s. das Kapitel über die richtige Reihenfolge), warte ich danach eine halbe Stunde ab und nehme dann meinen Eiweißdrink aus 30 Gramm Reisprotein zu mir. Eine solche Mahlzeit hält lange vor und liefert über Stunden gleichmäßig Energie!

136 Burford-Mason 2017, Pos. -8553

Zusammenfassung

- Auch wenn Kohlenhydrate derzeit tendenziell kritisch gesehen werden, gehören stärkehaltige Nahrungsmittel wie Knollen und Getreide in Maßen zu einer artgerechten Ernährung dazu.
- Wichtig ist, darauf zu achten, nicht in die Insulinschaukel zu gelangen, was immer dann der Fall ist, wenn wir Zucker oder zu viele stärkehaltige Nahrungsmittel verzehren.
- Das Problem bei Getreide ist vor allem der hochgezüchtete Weizen, der zugunsten besserer Backeigenschaften mehr Gluten enthält; deswegen sollte man ursprüngliche Getreidesorten wie Hafer, Emmer und Einkorn bevorzugen; auch Hirse, Buchweizen und Quinoa sind gute Alternativen.
- Zucker ist ganz zu meiden, da er süchtig macht, uns in die Insulinschaukel treibt, die Darmflora durcheinander bringt und die Neurogenese-Rate senkt.
- Der Zucker, der in frischem Obst enthalten ist, hat bei einem Konsum bis zu 400 Gramm täglich keine schädliche Wirkung, da er nur langsam aufgenommen wird; bei Smoothies, Trockenobst und Fruchtsäften liegt der Zucker isoliert vor, sodass auch sie zu meiden sind.
- Seinen ersten Hunger sollte man an Gemüse mit Fett stillen. Danach kann man eine Portion stärkehaltige Beilagen essen, ebenfalls mit Fett, da dies aufgrund seiner langsameren Verdauung den Anstieg des Blutzuckerspiegels verlangsamt; die endgültige Sättigung erreicht man über ein proteinhaltiges Nahrungsmittel am Ende der Mahlzeit.

Teil 3

Die Puzzle-Teile zusammensetzen

Einige Grundrezepte

Jetzt weißt du über alle Bausteine Bescheid, die zu einer gesunden Ernährung gehören. Nach meiner Erfahrung ist es trotzdem für viele nicht leicht, das Ganze konkret in die Praxis umzusetzen. Auch wenn es angesichts der vielen individuellen Unterschiede, was Vorlieben und Verträglichkeit betrifft, aus meiner Sicht wenig Sinn macht, ein Kochbuch mit festen Rezepten zu schreiben, möchte ich dir hier dennoch einige Grundrezepte an die Hand geben, damit du eine konkrete Vorstellung bekommst, wie das Ganze im Alltag funktioniert. Du kannst diese Rezepte einfach nach deinen Bedürfnissen abwandeln. Alle Rezepte sind leicht und schnell zuzubereiten. Da ich mich vegan ernähre und noch dazu eine Histamin-Unverträglichkeit habe, kann ich kaum essen gehen, und wenn, gibt es für mich nur Salat. Aufgrund dessen muss ich unsere Mahlzeiten jeden Tag selbst zubereiten, komme, was da wolle, ob ich nun überarbeitet, krank oder aus anderen Gründen angeschlagen bin. Deswegen darf die Zubereitung einer Mahlzeit bei mir niemals länger als dreißig Minuten dauern. Meine Kreativität lebe ich lieber an anderer Stelle aus. Essen soll gesund, schnell und leicht zubereitet und schmackhaft sein, das reicht. Wenn du gern kochst, darfst du dir natürlich jede erdenkliche Mühe geben - es gibt keinen Mangel an aufwändigeren Rezepten, da wirst du sicher anderswo fündig! Mir ist es aber an dieser Stelle wichtig, hochsensiblen Menschen die Hemmschwelle zu nehmen, das in diesem Buch Gelernte schnell umzusetzen und es möglichst leicht und einfach zu gestalten.

Gemüse-Eintöpfe

Alle Rezepte, die ich hier vorstelle, ergeben vier Portionen. Da ich täglich die Mahlzeiten für zwei Personen zubereite, mache ich immer abends die doppelte Menge. Die Hälfte essen wir gleich, die andere Hälfte am nächsten Tag. Verstehe mich bitte nicht falsch - natürlich ist es noch besser, jede Mahlzeit frisch zuzubereiten! Aber bevor dir das zu viel Stress macht und du dann doch wieder beim Back-Shop um die Ecke landest, mache es lieber so, wie ich es hier vorschlage. Meinem Mann fülle ich seine Portion in ein Weckglas, das er sich mit auf die Arbeit nimmt. Ich hole meine Mahlzeit mittags aus dem Kühlschrank und mache sie mir warm. So schaffe ich es, täglich Essen zuzubereiten und dies mit einem langen Arbeitstag zu vereinbaren. Wenn du das übernehmen möchtest, solltest du die Portion, die du für den nächsten Tag aufhebst, schnell abkühlen. Das schont die Vitamine und es bilden sich weniger Bakterien. Im Winter stelle ich den Topf mit offenem Deckel in den Windfang, wenn es dafür zu warm wird, in ein kaltes Wasserbad im Spülbecken. Im Sommer kommen noch ein bis zwei Kühlakkus mit ins Wasser. In 5-10 Minuten ist das Ganze so weit abgekühlt, dass es in den Kühlschrank kann. Wenn du eine Histamin-Intoleranz hast, ist dies besonders zu beachten! Sonst verträgst du aufgewärmte Speisen gar nicht, weil sich beim langsamen abkühlen zu viele Histamin produzierende Bakterien bilden.

Bei uns gibt es Gemüse jeden zweiten Tag gekocht und jeden zweiten Tag als Rohkost. Für den Menschen ist es absolut artgerecht, Nahrung zu kochen und so die Zahl verträglicher Lebensmittel zu erweitern. Um auszugleichen, dass beim Kochen einige Nährstoffe verloren gehen, verwende ich bei Gemüse-Eintöpfen pro Portion 50 Gramm Gemüse mehr als bei Salat, also bei vier Portionen 1000 statt 800 Gramm. Übrigens: Als Veganer*in mit Histamin-Intoleranz arbeite ich viel mit Tamarinden-Paste, wenn ich einen säuerlichen Geschmack am Essen haben will. Du findest sie in den Asia-Abteilungen gut sortierter Supermärkte oder eine aus biologischem Anbau in den Produktempfehlungen am Ende dieses Buches. Du kannst stattdessen aber auch Sauerkrautsaft oder saure Sahne verwenden.

Weißkraut-Topf (geht auch mit Rotkohl oder Wirsing)

Weißkraut, Rotkohl und Wirsing gibt es fast das ganze Jahr über gut, regional und auch in biologischer Qualität günstig. Das Rezept schmeckt mit allen drei Sorten sehr gut, du kannst dir also aussuchen, was du lieber magst oder abwechseln. Weißkraut und Wirsing müssen nur 5 Minuten gekocht werden, während Rotkraut etwas länger brauchen kann.

Hier mein Rezept:

ca. **1kg** Weißkraut
1 walnussgroßes Stück Ingwer
1TL Tamarindenpaste
2EL Mandelmus
3EL Pflanzenöl, z.B. Rapsöl
Salz
je 1TL Knoblauchpulver und Majoran,
1/2TL gemahlener Koriander

Die äußeren Blätter entfernen. Weißkraut halbieren und in große Würfel schneiden (ca. 3 x 3 cm; den Strunk entferne ich, weil ich ihn unbekömmlich finde). Etwas Wasser und die Tamarindenpaste in einen Topf geben, aufkochen lassen, das Kraut und Salz nach Ge-

schmack. Sobald es wieder kocht, ein wenig herunterschalten, den Ingwer hinein reiben. Umrühren, dann mit den restlichen Gewürzen abschmecken. 2 EL Mandelmus dazugeben, noch einmal aufkochen, dann vom Herd nehmen. 3 EL Pflanzenöl dazugeben, umrühren, fertig. (Die hitzeempfindlichen Öle werden erst am Ende zugegeben, damit sich keine Transfette bilden.)
Solltest du Rotkraut verwenden, schneide es lieber in feinere Streifen, da es zäher ist und sonst schlecht gart. Du kannst es fünf Minuten kochen lassen, bevor du es würzt. Ansonsten bleibt das Rezept gleich.

Geschmorte Radieschen (oder Rettich)

Radieschen und Rettich sind im Frühjahr bzw. im Winter gut und günstig zu haben. Doch wenn man davon größere Portionen als Salat verzehren möchte, braucht man aufgrund der Schärfe der darin enthaltenen Senföle einen robusten Magen, womit hochsensible Menschen nicht gerade häufig gesegnet sind. In der geschmorten Variante sind sie (übrigens auch bei Histamin-Intoleranz) verträglich, weil die scharfen Senföle bei der Zubereitung verfliegen. Wenn es im Frühling die ersten Radieschen aus der Region gibt, findet man im Wald an vielen Stellen Bärlauch. Doch das Rezept ist auch mit Knoblauch sehr lecker, wenn es keinen Bärlauch gibt.

2 Bund Radieschen (oder 1-2 weiße Rettiche oder 1 Bund roter Rettich)
200g Bärlauch
(falls vorhanden, ansonsten 2 Zehen Knoblauch)
Mit Karotten ergänzen, sodass es insgesamt
1kg Gemüse ergibt
1 walnussgroßes Stück Ingwer

2TL Schwarzkümmel
1EL Kokosöl
3EL Pflanzenöl, z.B. Rapsöl
Majoran und Salz

Radieschen waschen und halbieren. Die Karotten schälen, der Länge nach halbieren und leicht schräg in halbe Scheiben von ca. 1 cm Dicke schneiden. Den Bärlauch waschen und in ca. 3 cm dicke Streifen schneiden. Den Ingwer in kleine Würfelchen schneiden. 1 EL Kokosöl im Topf erhitzen, den Ingwer dazugeben und kurz heißwerden lassen. 2 TL Schwarzkümmel dazu und ebenfalls nur kurz heiß werden lassen. Die Radieschen und das Salz zugeben. Durch das Salz ziehen die Radieschen schnell Wasser, sodass der Bratvorgang unterbrochen wird und das Ganze im eigenen Saft schmort. Deckel darauf und nur kurz heiß werden lassen. Die Schärfe soll verfliegen, die Radieschen aber noch knackig sein. Die Karotten dazu und ebenfalls kurz heiß werden lassen. Den Majoran und den Bärlauch bzw. den geriebenen Knoblauch zugeben, kurz mit schmoren lassen. Topf vom Herd nehmen und 3 EL Pflanzenöl unterrühren, fertig.

Tipp: Das Kraut der Radieschen direkt nach dem Einkauf abmachen. Es kann für Salate verwendet werden. Ohne das Kraut halten sich Radieschen für ein paar Tage im Kühlschrank.

Buntes Gemüse in Kokosmilch

1kg buntes Gemüse
(Blumenkohl, Brokkoli, Zucchini, Karotten, Lauch etc.)
60g Kokos-Mus
1TL Tamarindenpaste (geht auch ohne)
1 walnussgroßes Stück Ingwer
1-2TL gemahlener süßer Paprika
Salz, Basilikum
Pfeffer oder Chili
1EL Pflanzenöl, z.B. Rapsöl

Gemüse grob würfeln. Etwas Wasser, das Kokosmus und ggf. die Tamarindenpaste in einen Topf geben und kochen lassen, bis das Kokosmus geschmolzen ist. Die Hitze voll aufdrehen und das Ganze aufwallen lassen. Das Gemüse zugeben, nur einmal kurz aufkochen lassen, während man den Ingwer hinein reibt. Paprikapulver und Basilikum hinzugeben, und mit Pfeffer oder Chili abschmecken. Wenn du eine Histamin-Unverträglichkeit hast, nur etwas Pfeffer verwenden. Wenn du es gern scharf magst und das gut verträgst, kommt Chili zum Einsatz. Topf vom Herd nehmen und 1 EL Rapsöl zugeben.
Tipp: Ich verwende lieber Kokos-Mus statt Kokosmilch aus der Dose. Kokos-Mus bekomme ich im Glas, und es besteht einfach nur aus Kokosnuss. Kokosmilch enthält oft Emulgatoren und andere Zusatzstoffe, die in einer gesunden Ernährung nichts zu suchen haben. Außerdem hält sich das Kokos-Mus sehr gut.

Rosenkohl mit Lauch und Karotten

Ca. **300g** Rosenkohl, geputzt und gewaschen
(alternativ Brokkoli, Wirsing oder Weißkraut)
1 Stange Lauch
Mit Karotten ergänzen, sodass es insgesamt
1kg Gemüse ergibt
1EL Kokosöl
2EL Mandelmus
1-2EL Pflanzenöl, z.B. Rapsöl
Salz, Liebstöckel

Die Karotten schälen, der Länge nach halbieren und leicht schräg in halbe Scheiben von ca. 1 cm Dicke schneiden. Das weiße der Lauchstange in Würfel schneiden, ähnlich wie Zwiebeln, das Grüne in grobe Rauten oder Streifen. Kokosöl im Topf erhitzen, die weißen Lauchstückchen darin leicht bräunen, so wie man Zwiebeln brät. Sobald der Lauch etwas Farbe annimmt, mit etwas Wasser ablöschen. Salz und Rosenkohl zugeben, solange köcheln lassen, bis der Rosenkohl fast gar ist. Die Karotten zugeben, einmal kurz aufkochen, den Lauch zugeben und während er aufkocht, auch das Mandelmus einrühren. Nur einmal aufkochen lassen, während man etwas Liebstöckel dazugibt. Vom Herd nehmen und noch 1-2 EL Pflanzenöl unterrühren.

Grünspargel-Topf

3 Pfund Grünspargel
1TL Tamarindenpaste
2EL Mandelmus
3EL Pflanzenöl, z.B. Rapsöl
Salz, Ingwer, Knoblauch und Basilikum

Die holzigen Enden der Spargelstangen abschneiden und wegwerfen, danach den restlichen Grünspargel waschen und in ca. 3-4 cm lange Stücke schneiden. Etwas Wasser mit Tamarindenpaste und Salz zum Kochen bringen und gut aufwallen lassen. Den Grünspargel dazu geben, nicht kochen, sondern nur heiß werden und im heißen Wasser für ein paar Minuten ziehen lassen. Zwischendurch mit einem Messer testen, ob der Spargel gar ist. Er sollte noch Biss haben. Mandelmus zugeben, einmal kurz aufkochen, während man mit Ingwer, Basilikum und Knoblauch abschmeckt. Vom Herd nehmen und das Pflanzenöl unterrühren. Achtung: Spargel zieht sehr viel Wasser, von daher lieber erst mit wenig Wasser beginnen und lieber gegebenenfalls später noch etwas nachgeben.

Kürbis-Gemüse

Kürbis gehört zu den stärkehaltigen Gemüse-Sorten, weswegen es bei uns danach keine weitere Stärke-Beilage mehr gibt. Stattdessen bereite ich ihn lieber mit etwas mehr Öl zu, sodass er gut sättigt.

1-1,5kg Hokkaido-Kürbis
1TL Tamarindenpaste
1-2TL süßes Paprikapulver
1TL Rosmarin
1EL Sonnenblumenlecithin (geht auch ohne)
8-10EL Pflanzenöl, z.B. Rapsöl
Salz, Ingwer

Das Gute am Hokkaido-Kürbis ist, dass man ihn mit Schale verzehren kann, sodass er wenig Arbeit macht. Einfach nur waschen, ein paar hässliche Stellen und die Kerne entfernen und in grobe Würfel schneiden. Zusammen mit etwas Wasser, der Tamarindenpaste und Salz in einen Topf geben und fast gar kochen. Ingwer, Rosmarin und Paprikapulver zugeben. Vom Herd nehmen und das Lecithin und 8-10 EL Pflanzenöl unterrühren. Lecithin ist sehr cholinhaltig. Cholin ist der Grundbaustoff für den Neurotransmitter Acetylcholin, der für Lernen und Gedächtnis zuständig ist. Mehr dazu erfährst du im Kapitel über Nahrungsergänzung. Es geht auch ohne Lecithin, dann emulgiert das Öl nur nicht so schön.

Fenchel-Gemüse

Fenchel schmeckt hervorragend als Salat, aber manchmal sind die Knollen sehr zäh und nicht so knackig. In diesem Fall bereite ich ihn lieber als Gemüse zu.

1kg Fenchel
1TL Tamarindenpaste
1-2TL Fenchelsamen
1EL Kokosöl
2EL Mandelmus
2EL Pflanzenöl, z.B. Rapsöl
Salz, Pfeffer

Den Fenchel waschen, putzen und grob kleinschneiden. Die Fenchelsamen im Mörser zerstoßen und in 1 EL Kokosöl kurz erhitzen. Etwas Wasser und die Tamarindenpaste zugeben, aufwallen lassen. Jetzt den Fenchel mit dem Salz in die Brühe geben und einmal aufkochen lassen. 2 EL Mandelmus zugeben, umrühren, und während das Ganze noch einmal aufkocht, pfeffern. Den Topf vom Herd nehmen, 2 EL Pflanzenöl zugeben und noch einmal gut umrühren - fertig.

Lieblings-Salate

Jeden zweiten Tag steht bei uns Rohkost auf dem Tisch. Auch hier mache ich gleich vier Portionen auf einmal und fülle die Hälfte in Weckgläser um, die man am nächsten Tag mit zur Arbeit nehmen kann. Ich mache Salate nur ganz einfach mit Essig, Öl und ein paar passenden Gewürzen an, sodass auch dies wenig Arbeit macht. Übrigens ist grüner Salat relativ gehaltlos. Man sollte ihn stets mit anderen Gemüsen, die mehr Nährstoffe zu bieten haben, aufpeppen, z.B. rotem Paprika und Karotten. Bei uns kommt er nur selten auf den Tisch, bis auf Eisbergsalat, den ich sehr liebe - wenn es ihn im Sommer frisch aus deutschen Landen gibt, mache ich ihn einmal pro Woche.

Hier meine liebsten Rohkost-Kombinationen (jeweils vier Portionen = 800 Gramm Gemüse mit 4 EL Pflanzenöl und 2 EL Essig):

Feldsalat mit Paprika und geriebener Karotte: Dressing aus 4 EL Pflanzenöl, 2 EL Essig, 1 TL Sonnenblumenlecithin, Salz, Knoblauch und italienischen Kräutern; die Hälfte des Dressings auf die erste Hälfte des Salats geben, die andere Hälfte in ein Gläschen im Kühlschrank für die zweite Portion Salat aufheben.

- Winterpostelein-Salat mit Karotte und Paprika; das Dressing ist genau gleich wie beim Feldsalat, nur dass es statt mit Kräutern der Provence mit etwas gemahlenem Koriander, Korianderblättern und Knoblauch gewürzt wird.
- Staudensellerie mit geriebenen Karotten: direkt in der Schüssel mit Essig, Öl, Salz und getrockneten oder frischen Bärlauchblättern anmachen.
- Gurkensalat mit rotem Paprika und geriebener Karotte: Gur-

ke und Paprika in kleine Würfel schneiden, mit Essig, Öl, Salz, Knoblauch, Basilikum und italienischen Kräutern anmachen.

- Fenchel-Tomaten-Salat: halb grob gewürfelter Fenchel, halb Tomaten, mit Essig, Öl, Salz, Knoblauch und frischen Salbeiblättern direkt in der Schüssel anmachen - herrlich fruchtig und würzig, aber Achtung: Tomaten enthalten Histamin, solltest du das nicht vertragen!
- Radicchio und Bärlauch in feine Streifen schneiden, rote Paprika würfeln und Karotten reiben, mit Essig, Öl, Salz und Basilikum direkt in der Schüssel anmachen - herrlich bunt zur Bärlauch-Zeit; in diesen Salat kannst du auch Radieschenblätter hineinmischen, falls du welche übrig hast.
- Eisbergsalat mit rotem Paprika und geriebener Karotte: direkt in der Schüssel mit Essig, Öl, Salz, Zwiebelwürfeln (oder Schnittlauch), Majoran und Kümmel anmachen.
- Blumenkohl feinhacken, auch die grünen äußeren Blätter, mit roten Paprikawürfeln und etwas geriebener Karotte mischen; Dressing aus 60 Gramm in warmem Wasser aufgelöstem Kokos-Mus, 1 EL Pflanzenöl, 1 EL Essig, Ingwer, Basilikum und Salz bereiten und mit dem Gemüse mischen.
-

Du siehst, es gibt unendlich viele Möglichkeiten, tolle und einfache Gerichte zu zaubern, die wirkliche Lebensmittel sind und dich gesund erhalten. Lasse dich auf das Abenteuer ein und experimentiere weiter...

Kohlenhydratbeilagen

Wenn du deinen ersten Hunger an Gemüse gestillt hast, darfst du dir noch eine kleine Kohlenhydratbeilage gönnen, z.B. eine Portion Nudeln mit Pesto, Kartoffeln o.ä. Hier einige Dinge, die teils sehr schnell gehen und lecker sind:

- **Couscous mit Kapern und Ajvar:** Pro Person 50-60 g Couscous mit ein paar gehackten Kapern vermischen, 100-120 ml kochendes Wasser darüber gießen, 1 TL Kokos-Öl dazugeben und bedeckt für ein paar Minuten stehen lassen, z.B. während du deinen Salat isst. Danach noch ca. einen Esslöffel Ajvar unterrühren und fertig.
- Pro Person 50-60 Gramm Emmerflocken und etwas Salz mit 70-80 ml kochendem Wasser überbrühen und ein paar Minuten bedeckt stehen lassen, z.B. während du deinen Salat isst. Danach mit etwas Pesto vermischen, fertig.
- **Pellkartoffeln:** Kartoffeln im Ganzen mit Schale für 20-25 Minuten in Salzwasser kochen, abgießen. Jeder schält sich die Portion, die er braucht, selbst. Lecker einfach nur mit Olivenöl, Salz und Knoblauchpulver mit der Gabel zerdrückt, oder mit Butter und einem Klecks saurer Sahne... Tipp: Ich koche Pellkartoffeln auf Vorrat. Sie lassen sich nämlich am nächsten Tag sehr gut aufwärmen, indem du sie in einem Topf mit Wasser einmal gut aufwallen lässt, den Herd abschaltest und sie eine Weile im heißen Wasser stehen lässt, z.B. während du dein Gemüse isst.
- **Porridge:** Pro Person 45 Gramm Haferflocken mit 160 ml Wasser in einem Topf für 15 Minuten kochen, z.B. während du dein Gemüse isst. Danach 1 EL Mandelmus und 1 TL Kokosöl zugeben. Wer mag, kann das Ganze mit 1 EL Kas-

tanienmehl süßen. Zimt, Tonkabohne und Vanille sind passende Gewürze. Kastanienmehl enthält von Natur aus 20 Prozent Zucker und eignet sich deswegen als Süßungsmittel. Es ist sehr gesund, weil es, ähnlich wie die Rosskastanie, ein Heilmittel für die Venen ist. Wer zu Krampfadern oder Hämorrhoiden neigt, sollte täglich 2-3 EL Kastanienmehl essen.

- Eine Scheibe Vollkornbrot mit 1 EL Olivenöl übergießen und dies auf der Brotscheibe verteilen, etwas Knoblauchpulver darüber geben; oder mit Kokosöl oder Butter bestreichen, etwas Knoblauchpulver darüber geben;
- Reis hat den Nachteil, dass er von Natur aus arsenhaltig ist. Solltest du schon viel Reisprotein verwenden, ist es besser, bei den Kohlenhydratbeilagen auf andere Getreide umzusteigen. Hafer und Emmer lassen sich beispielsweise ohne Einweichzeit wie Reis kochen.

Übrigens sind Haferflocken ein gutes Beispiel dafür, wie stark die Zubereitungsart die Wirkung beeinflusst. Grobe Haferflocken lassen den Blutzuckerspiegel langsamer ansteigen als feine. Wenn man grobe Haferflocken mit kalter (Mandel-) Milch übergießt, ist deren Stärke am schwersten verdaulich und geht am langsamsten ins Blut. Überbrüht man sie mit kochendem Wasser, gibt etwas Kokosmus und Kokosöl hinzu und lässt das Ganze ein paar Minuten stehen, ist dieser schnelle Porridge schon etwas leichter verdaulich und führt zu einem entsprechend schnelleren Blutzuckeranstieg. Am leichtesten verdaulich ist der Porridge, der 15 Minuten gekocht wurde, wie ich es oben beschrieben habe. Ich passe die Zubereitungsart meinem Zustand an.

Wenn meine Verdauung sehr stark ist und ich viel Hunger habe, esse ich die Haferflocken mit kalter Mandelmilch, denn sonst würden sie nicht lange vorhalten und mein Blutzuckerspiegel würde zu stark ansteigen. Meist esse ich die überbrühte Variante. Und wenn meine Verdauung eher träge oder mir nicht gut ist, esse ich am liebsten den gekochten Porridge.

Pflanzenmilch aus Nussmusen

Pflanzenmilch ist ein guter Ersatz für Kuhmilch, wenn man gern Milch trinkt, gern seine Haferflocken damit essen mag etc. Fertige Pflanzenmilch ist aber extrem teuer, umweltschädlich wegen des Tetrapacks und voller Zutaten, die in einer gesunden Ernährung nichts zu suchen haben. Es gibt im Internet viele Rezepte für selbstgemachte Pflanzenmilch, die mich persönlich in den Wahnsinn treiben, weil es mir viel zu aufwändig ist, Mandeln stundenlang einzuweichen, sie dann im Mixer zu pürieren und das Ganze auch noch abzuseihen. Dabei muss ich den Nussmilchbeutel mit den Fingern auswringen, was eine hygienische Katastrophe ist, und die Milch muss dann frisch verzehrt werden, weil sie sich nicht hält. Außerdem ist mir nicht immer nach Milch, und wenn, brauche ich sie gleich und will nicht stundenlang warten. Deswegen halte ich auch dies ganz einfach. Du kannst dir jederzeit die Portion Pflanzenmilch zubereiten, die du gerade benötigst, indem du ein Nussmus deiner Wahl erst mit wenig Wasser, ca. 1:1, glattrührst. Danach fügst du so lange Wasser hinzu, bis du die Konsistenz deiner Wahl erreicht hast. Das geht wunderbar mit Mandelmus, sehr lecker ist auch eine Kombination aus Kokos- und Sonnenblumenmus. Dazu erst die beiden Muse miteinander vermischen und dann warmes Wasser zugeben, so löst sich das festere Kokos-Mus gut auf. Auch die Kombination aus Mandelmus mit Kastanienmehl schmeckt sehr gut, falls du eine süße Variante möchtest. Übrigens, wenn es Dir nach Haferflocken mit Milch ist, brauchst du noch nicht einmal eine Milch auf diese einfache Weise herzustellen. Mandelmus ist so leicht löslich, dass du deine Haferflocken einfach mit Wasser übergießen und dann 1-2 TL Mandelmus einrühren kannst. Schluss mit unnötigem Verpackungsmüll, in dem zu 90 Prozent Wasser transportiert wird, und unerwünschten Zutaten!

So sieht bei uns ein typischer Ernährungs-Tag aus

Damit du eine Vorstellung für die konkrete Umsetzung dessen bekommst, was du in diesem Buch gelernt hast, beschreibe ich jetzt noch, wie unsere Ernährung an einem typischen Tag abläuft. Ich selbst ernähre mich vegan und habe eine Histamin-Intoleranz. Vom Ernährungs-Typ her bin ich ein Kohlenhydrat-Typ. Mein Mann ist Vegetarier, reagiert ebenfalls empfindlich auf Histamin, wenn auch weniger als ich, und ist ein Misch-Typ. Da wir beide eine empfindliche Verdauung haben, halten wir uns grob an die richtige Reihenfolge der Mahlzeiten, wie im Kapitel "Hochsensible Verdauung - in der richtigen Reihenfolge essen und trinken" beschrieben.

Los geht es mit dem Frühstück. Da ich ein Kohlenhydrat-Typ bin, esse ich als erstes einen großen Apfel von ca. 200 Gramm oder, je nach Saison, anderes histaminarmes Obst wie Aprikosen, Pfirsiche, Nektarinen, Honigmelone, Stachelbeeren oder Blaubeeren. Da Blaubeeren extrem gesund sind, gehören sie, sobald es sie aus Deutschland gibt, zu jedem Frühstück dazu. Sie sind eines der Top-Nahrungsmittel, die die Neurogenese-Rate erhöhen! Im Winter verwende ich auch oft Blaubeer-Pulver, das aus gefriergetrockneten Wildbeeren hergestellt wird (mehr dazu im Kapitel über Nahrungsergänzung). Weil ich aufgrund meiner Histamin-Intoleranz keine Erdbeeren essen kann, fiebere ich dem Beginn der Blaubeer-Saison stets entgegen und freue mich wie verrückt, sobald es sie wieder gibt. Mein Mann hat als Misch-Typ festgestellt, dass ihm so viel süßes Obst morgens nicht bekommt. Er isst deswegen nur einen kleinen halben Apfel, eine Handvoll Blaubeeren oder anderes Obst der Saison für den süßen Geschmack, auf den er nicht verzichten möchte, und danach lieber noch ein Stück Gurke und eine Karotte, sodass auch er insgesamt auf 200 Gramm Gemüse und Obst kommt. Nach reiner Lehre müsste er eigentlich nach dem Obst eine Viertelstunde warten, bevor er sein Gemüse knabbert, doch er hat festgestellt, dass das für ihn nicht nötig ist. Er verträgt seinen Obst- und Gemüse-Teller auch so. Sobald wir unser Obst bzw. Gemüse verspeist haben, warten wir eine Viertelstunde mit dem nächsten Gang. In dieser Zeit bereite ich einen schnellen Porridge vor, indem ich pro Person drei bis vier Esslöffel grobe Haferflocken, etwas Kokosmus und einen Esslöffel Kokosöl mit 200 ml kochendem Wasser überbrühe, abdecke und für ein paar Minuten stehen lasse. Der Vorteil an dieser Methode ist, dass der Blutzuckerspiegel weniger ansteigt als bei der gekochten Variante. Dann erledigen wir weitere Dinge, die wir früher vor oder nach dem Frühstück getan haben, sodass die Viertelstunde nicht ungenutzt verstreicht und wir insgesamt keine Zeit verlieren. Nach Ablauf würze ich den Porridge mit etwas Zimt mit Tonka-Bohne oder Vanille. Mein Lieblingsgewürz für süße Speisen war früher Vanille, doch die ist aufgrund der Weltmarktsituation in letzter Zeit sehr teuer geworden. Auf der Suche nach Alternativen habe ich mit gemahlener Tonka-Bohne experimentiert, die mir aber allein zu intensiv schmeckt. Am liebsten verwende ich deshalb eine Mischung aus vier Teilen Zimt mit einem Teil gemahlener Tonka-Bohne. Eine Prise davon verfeinert auch den Proteinshake enorm! Mein Mann bekommt dann etwas mehr als die Hälfte vom Porridge, weil ich an meine Portion noch einen Esslöffel Kastanienmehl rühre, das er nicht gut verträgt. Nach dem Porridge warten wir eine halbe Stunde ab, bis wir unseren Eiweißdrink zu uns nehmen. Da ich von zu Hause aus arbeite, nehme ich mir meine 30 Gramm Reisprotein mit 5 Gramm Lecithin in einem Schraubglas als trockenes Pulver mit nach oben und gebe erst, wenn ich ihn auch trinke, Wasser dazu. Das ist wichtig, weil sich so keine Bakterien bilden und Histamin freisetzen. Mein Mann mischt sich sein Pulver ebenfalls in einem Schraubglas. Da er Kürbisprotein verträgt, kommt es an seinen Drink mit dazu. Er fährt dann zur Arbeit und mischt dort Wasser in sein Glas, schüttelt gut durch und trinkt es. So verlieren wir keine Zeit und schaffen es trotzdem, nach dem Porridge eine halbe Stunde abzuwarten. Dieses etwas in die Länge gedehnte Frühstück hält lange vor.

Weiter geht es mit dem Mittagessen. Ich hole mir entweder meinen Salat oder meinen Gemüse-Eintopf vom Vortag aus dem Kühlschrank. Wenn es Eintopf ist, wärme ich ihn mir auf. Nach dem Gemüse esse ich eine Scheibe Vollkornbrot, die mit viel Olivenöl getränkt und mit etwas Knoblauchpulver bestreut ist. Mein Mann hat sich seine Portion Gemüse vom Vortag mit in die Firma genommen und isst diese dann dort. Er bekommt auf sein Gemüse immer eine Extra-Portion Pflanzenöl, da er sehr schlank ist und deswegen ein paar Extra-Kalorien benötigt, und einen Klecks saure Sahne, die er liebt. Außerdem hat er noch einige Butterbrote dabei, die er den Tag über verteilt isst, weil sein Blutzuckerspiegel so konstanter bleibt. Nach dem Gemüse warten wir eine halbe Stunde ab. Ich mache mir dann meinen Eiweißdrink. Mein Mann hat sich schon beim Frühstück ein zweites Schraubglas mit seinen pflanzlichen Proteinpulvern für das Mittagessen gerichtet und braucht dann in der Firma nur noch Wasser hinzuzugeben und kräftig zu schütteln.

Gegen 18 Uhr, wenn mein Mann von der Arbeit kommt, essen wir gemeinsam je 200 Gramm Obst als Snack. Das gibt mir die Energie unsere doppelte Portion Gemüse für das Abendessen und das Mittagessen des folgenden Tages zuzubereiten. Gegen 19 Uhr gibt es dann pro Person 200 Gramm Gemüse in Form von Salat oder 250 Gramm als Eintopf. Den Rest für das Mittagessen kühle ich gleich im Wasserbad ab, sodass er schnellstmöglich in den Kühlschrank kann. Die Kohlenhydratbeilage, die es nach dem Gemüse gibt, habe ich meist schon vorbereitet, wenn wir mit dem Essen beginnen. Kartoffeln stelle ich auf, bevor ich das Gemüse zubereite, weil sie etwas länger dauern. Couscous oder Emmerflocken setze ich an, wenn ich mit der Gemüse-Zubereitung fertig bin. Sie ziehen dann durch, während wir essen, sodass es gleich im Anschluss bereit zum Verzehr ist. Man kann sich das zeitlich gut einteilen. Mit dem Eiweißdrink warten wir abends etwas länger. Meist sind wir vom Gemüse und von der Stärke-Beilage erst einmal gut satt. Ich benötige ein Spätstück, das heißt eine kleine Mahlzeit vor dem Schlafengehen, weil ich sonst nachts Hunger bekomme und nicht durchschlafen kann. Deswegen trinke ich meinen Eiweißdrink erst kurz bevor wir ins Bad gehen. Mein Mann macht es genauso, nicht, weil er nachts Hunger bekommt, sondern weil er es in der Verdauung so besser verträgt.

Als Snack dienen mir Macadamia-Nüsse, bis auf Kokos die einzigen Nüsse, die man bei Histamin-Intoleranz verträgt. Dies ist ein sehr gutes Nahrungsmittel, weil das Omega-3-zu-6-Verhältnis mit 1:6 ausgezeichnet ist. Macadamia-Nüsse bestehen zu 80% aus Fett und enthalten kaum Kohlenhydrate oder Protein. Wenn ich also abends vor dem Essen noch ein Coaching gebe oder ich nachts doch einmal wegen Hunger aufwache, esse ich vier Macadamia-Nüsse. Dadurch, dass ich als Spätstück meinen Protein-Shake zu mir nehme und nachts ggf. Macadamia-Nüsse esse, beides Nahrungsmittel, die kaum Kohlenhydrate beinhalten, wird mein Körper nicht daran gehindert, in Ketose zu gehen, die ca. 12 Stunden nach dem letzten Verzehr von Kohlenhydraten einsetzt. So bin ich in einem Wechsel von Ketose- und Glukose-Stoffwechsel, was für den Körper am gesündesten zu sein scheint, und habe trotzdem immer genügend Energie zur Verfügung.

Jetzt hast du einen Überblick, wie sich das, was du im Buch gelernt hast, organisieren lässt. Passe das deinen Vorlieben und Abneigungen und deinen Unverträglichkeiten an. Immer wenn wir einen Eiweißdrink nehmen, kannst du auch ein bis zwei Eier, ein Steak aus Weidehaltung, Fisch oder eine Portion Hülsenfrüchte essen, je nachdem, wie du dich ernähren magst bzw. was du gern isst. Wenn du ein Eiweiß-Typ bist, kannst du mehr Protein und Fett, dafür weniger Kohlenhydrate zu dir nehmen als wir das tun. Bei den pflanzlichen Proteinquellen ist es möglich, dass dich die purinreicheren, wie Erbsenprotein und Süßlupinenmehl, zufriedener machen. Auch Bohnen und Linsen könnten gut für dich sein. Probiere aus, mit welcher Gemüse-Menge du dich wohl fühlst, iss aber mindestens 400-500 Gramm Gemüse und Obst täglich.

Welche Nahrungsergänzungsmittel trotz einer guten Ernährung nötig sind

Intuitiv möchte man meinen, dass eine gesunde Ernährung alle Vitalstoffe enthält und man deswegen auf Nahrungsergänzungsmittel jeglicher Art getrost verzichten kann. Dies ist aber leider nicht der Fall. Es gibt einige Supplemente, die trotzdem noch nötig sind bzw. sehr hilfreich sein können, um die bestmögliche Hirngesundheit zu erreichen und sich diese so lange wie möglich zu erhalten. Drei davon gelten für alle Menschen, nämlich Algenöl, Vitamin D und Magnesium, eines rate ich allen hochsensiblen Menschen aufgrund ihrer erhöhten Stressanfälligkeit, die Aminosäure L-Tyrosin. Dazu gibt es eine ganze Reihe an Nahrungsergänzungsmitteln, die ich zwar nicht jedem unter allen Umständen empfehlen würde, die aber in bestimmten Situationen enorm viel bewegen können. In den beiden nächsten Unterkapiteln gehe ich auf diese Supplemente genauer ein. Zunächst komme ich zu den vier Supplementen, die jeder (Hochsensible) benötigt.
Wenn du nicht weißt, welche Präparate du bestellen sollst, habe ich dir die aufwändige Recherche-Arbeit abgenommen - sieh einfach in den Produktempfehlungen am Ende dieses Buches nach.

Supplemente, die jeder benötigt

Algenöl

Die einzigen Quellen für bioaktive Omega-3-Fettsäuren (DHA und EPA, s. im Kapitel über Fette und Öle) waren bis vor Kurzem Fische, Meeresfrüchte und Krill. Um den täglichen Bedarf von etwa zwei Gramm zu decken, der Wert, der in Studien die besten Ergebnisse erzielt, müssten wir 500 bis 700 Gramm Fisch pro Woche essen, wie z.B. Sardelle, Lachs, Hering oder Forelle. Erstens einmal schaffen das die wenigsten, und zweitens wäre das in der heutigen Zeit auch gar nicht zu empfehlen, denn wie oben bereits beschrieben, ist Fisch stark mit Schadstoffen belastet, außerdem sind die Weltmeere überfischt. Deswegen sollte man seinen Bedarf an fischfreien Tagen mit einem Teelöffel Algenöl decken, die aus Meeresalgen gewonnen werden. Diese speziellen Algen werden, wie bereits beschrieben, umweltfreundlich in mit Salz versetzten Süßwassertanks gezüchtet und sind deshalb frei von den Schadstoffen, mit denen Fisch belastet ist.[137] Ich verwende Norsan-Algenöl aus der Apotheke. Es ist als 100-ml-Flasche erhältlich, die nach dem Öffnen im Kühlschrank aufbewahrt werden muss. Die Flasche hat den Vorteil, dass man das Öl schmeckt und bemerken würde, wenn es ranzig wäre. Wem der Geschmack unangenehm ist, kann sich aber auch Kapseln der gleichen Marke besorgen. Achtung: Von der gleichen Marke gibt es auch Lachsöl, man muss also darauf achten, wirklich die vegane Variante zu besorgen. Ich bestelle das Algenöl zur Sicherheit bei Versandapotheken, und zwar immer dort, wo es laut Preisvergleich gerade am billigsten ist. Achtung: Norsan Algenöl enthält pro Teelöffel 800 IE Vitamin D. Diese Dosis solltest du von deiner Vitamin-D-Dosis abziehen.

Vitamin D

Vitamin D kommt in der Nahrung kaum vor, es wird hauptsächlich durch Sonneneinstrahlung auf die Haut gebildet. Fast alle Nordeuropäer leiden unter einem Vitamin-D-Mangel. Das liegt daran, dass die Sonne bei uns zwischen Mitte September und Mitte April zu niedrig steht, sodass wir in diesen Monaten kein Vitamin D bilden können. Im Sommer ist dies zwar möglich, aber man müsste sich an jedem Sonnentag in der Mittagspause im Bikini bzw. in der Badehose 15

137 Nehls 2019, Pos. 1077-1093

Minuten auf den Rücken und 15 Minuten auf den Bauch in die Sonne legen, und das ohne Lichtschutzfaktor. Einer meiner Klienten, der während seines Coachings bei mir seinen Vitamin-D-Spiegel durch gezielte Einnahme von 22 auf 68 ng/ml erhöhen konnte, hat einen Selbstversuch unternommen: Er hat einen Sommer lang darauf verzichtet, Vitamin D zu supplementieren, weil seine Hausärztin meinte, das sei nicht nötig. Im Herbst lag sein Spiegel daraufhin nur noch bei 36 ng/ml, hat sich also fast halbiert. Dabei ist er als Frührentner im Vergleich zum Durchschnittsbürger noch relativ viel draußen unterwegs! Wir müssen immer daran denken, dass unsere Vorfahren in Südafrika gelebt haben und dort den halben Tag auf Nahrungssuche am Strand verbracht haben. Dort haben sie genügend UV-Licht abbekommen, um ausreichend Vitamin D zu bilden. In unseren Breiten und bei unserer heutigen Lebensweise ist das fast unmöglich.

Auf einen vernünftigen Vitamin-D-Spiegel von 70-80 ng/ml zu kommen, ist nicht ganz einfach. Richtig gemacht benötigt man in den ersten zehn Tagen eine hohe Anfangsdosis, mit deren Hilfe man schnell auf das gewünschte Level kommt. Danach braucht man nur noch eine kleine Erhaltungsdosis, die man für immer einnehmen sollte, auch im Sommer. Die einzige Ausnahme ist während eines Strandurlaubs im Süden. Die Anfangsdosis berechnet sich aus dem gegenwärtigen Vitamin-D-Spiegel, den man beim Hausarzt messen lässt, und dem Körpergewicht, während die Erhaltungsdosis sich dann ausschließlich auf das Körpergewicht bezieht. Wie das genau geht und wie du das auch ohne eine*n Vitamin-D-Experten*in an deiner Seite schaffst, habe ich in meinem Buch "Nahrungsergänzung für hochsensible Menschen - wie du die Reizschwelle deiner Nerven in drei Schritten erhöhst und dich im Alltag deutlich leistungsfähiger fühlst" bereits ausführlich beschrieben. Es gibt aber eine tolerierbare Aufnahmehöchstmenge, die für alle Menschen ab neun Jahren und auch während der Schwangerschaft als sicher gilt: Diese liegt bei 4000 IE pro Tag.[138] Sollte dein Vitamin-D-Spiegel sehr niedrig sein, was wahrscheinlich ist, denn der durchschnittliche Wert liegt in Deutschland bei etwa 16 ng/ml, wird dein Spiegel mit dieser Dosis aber, wenn überhaupt, nur extrem langsam ansteigen. Es kann so bis zu einem Jahr dauern, bis du in halbwegs akzeptable Bereiche von 40 ng/ml kommst. Trotzdem ist dies besser als nichts, und du kannst sofort loslegen und etwas für dich tun! Kümmere dich aber dennoch so schnell wie möglich darum, eine vernünftige, auf deine Werte angepasste Anfangsdosis zu bekommen. Denn einen Vitamin-Mangel solltest du nicht auf die lange Bank schieben. Zur Sicherheit an dieser Stelle noch einmal: Wenn du Norsan-Algenöl einnimmst, berücksichtige bitte, dass es 800 IE Vitamin D pro Teelöffel enthält und ziehe das unbedingt von deiner Erhaltungsdosis ab.

Magnesium

Der Bedarf an Magnesium wird durch moderne Ernährungsweisen eindeutig nicht gedeckt. Die Unterversorgung ist unstrittig - Umfragen in Nordamerika und der ganzen Welt zeigen, dass die meisten Menschen die empfohlene Tagesdosis nicht erreichen. Magnesium ist von wesentlicher Bedeutung für unsere Reaktion auf Stress: Studien an Mensch und Tier zeigen, dass ein Magnesiummangel Angst und Anspannung verstärkt.[139] Und wenn man bedenkt, dass gerade hochsensible Menschen stressanfälliger sind als der Bevölkerungsdurchschnitt, sollten gerade sie für eine ausreichende Zufuhr sorgen. Außerdem steigt der Bedarf an Magnesium an, wenn man Vitamin

138 Burford-Mason 2017, Pos. 8659

139 Burford-Mason 2017, Pos. 5552-5579

D supplementiert. Ein Magnesiummangel macht sich durch Wadenkrämpfe, Magen- und sonstige Muskelkrämpfe bemerkbar, da es zum Entspannen der Muskelzellen benötigt wird, außerdem auch durch Herzrhythmusstörungen, hohen Blutdruck und Verstopfung. Der Magnesiumbedarf des Gehirns ist hoch, und bei jemandem, der ausreichend davon aufnimmt, wird dort ein höherer Spiegel aufrechterhalten als im Blut.[140] Magnesium ist wichtig für die Hirngesundheit und senkt das Risiko einen Schlaganfall zu erleiden signifikant.[141]

Der Bedarf an Magnesium kann individuell recht unterschiedlich ausfallen und auch temporären Schwankungen unterliegen. Wenn man beispielsweise viel Sport macht oder mehr Stress hat, steigt der Magnesiumbedarf an. Es ist aber einfach, die richtige Dosis für sich selbst herauszufinden. Wenn man zu wenig Magnesium hat, ist Verstopfung die Folge, weil der Dickdarm sich dann zu stark kontrahiert und die nötige Entspannung fehlt. Umgekehrt verursacht zu viel Magnesium eine übermäßige Entspannung des Dickdarms, was zu Durchfall führt. Du kannst deine Magnesiumaufnahme auf deinen persönlichen Bedarf abstimmen, indem du die Menge nach und nach steigerst, bis du weder Verstopfung noch Durchfall hast. Das nennt man "Titration" bis zur Darmtoleranz. Die besten Erfahrungen habe ich mit Magnesiumchelat (Magnesium-Glycinat, s. Produktempfehlungen am Ende des Buches) gemacht. Nimm zunächst drei Tage lang 100 Milligramm Magnesium abends vor dem Schlafengehen ein. Beginne dann, die tägliche Dosis ganz langsam zu steigern, indem du alle drei Tage höchstens eine halbe Tablette (50 Milligramm) mehr nimmst. Erhöhe die Dosis abwechselnd morgens und abends, bis du ein- bis dreimal täglich einen weichen, problemlosen Stuhlgang erreichst. Die-

140 Burford-Mason 2017, Pos. 5929-5945

141 Burford-Mason 2017, Pos. 6060-6084

se langsame Erhöhung ermöglicht die allmähliche Absorption und Verteilung des Magnesiums in alle Körpergewebe. Wenn man zu viel zu schnell nimmt, wird nur die Darmmuskulatur angeregt, ohne dass eine optimale Gewebesättigung und damit die konstante Magnesiumversorgung gewährleistet ist, die Herz und Gehirn brauchen. Die Menge des tolerierten Magnesiums kann sich von Mensch zu Mensch stark unterscheiden. Manche brauchen nur 100 Milligramm vor dem Schlafengehen, manche bis zu 400 Milligramm zweimal täglich. Bei Durchfall solltest du deine Magnesiumaufnahme um 50 Milligramm senken.[142] Und immer wenn es zu Verstopfung, Muskelkrämpfen oder Herzrhythmusstörungen wie Extrasystolen kommt, kann das ein Zeichen für zu wenig Magnesium sein. In diesen Fällen erhöhst du deine Dosis weiter. Bei mir schwankt der Magnesiumbedarf recht stark. Es gibt Zeiten, da reichen mir 200 Milligramm täglich aus, von mehr würde ich dann Durchfall bekommen. Aber ich habe auch schon Phasen gehabt, wo ich 600 Milligramm benötigt habe. Durchschnittlich sind für mich 300 Milligramm passend.

L-Tyrosin

L-Tyrosin ist eine nicht-essenzielle Aminosäure, die unser Körper aus Phenylalanin selbst herstellt. Allerdings besteht eine große Nachfrage an L-Tyrosin, da es benötigt wird, um mehrere wichtige chemische Substanzen, einschließlich der Stresshormone Adrenalin und Noradrenalin, zu produzieren. Tyrosin dient als Ausgangsstoff für Endorphine, unsere körpereigenen Schmerzmittel und Wohlfühl-Hormone, und für das Co-Enzym Q10, das die Mitochondrien brauchen, um Energie zu erzeugen. Q10 wirkt als starkes Antioxidans, das die Zellen vor Schädigungen durch freie Radikale schützt. Tyrosin wird be-

142 Burford-Mason 2017, Pos. 12368-12409

nötigt, um das Schilddrüsenhormon Thyroxin herzustellen, und den Farbstoff Melanin, der unserer Haut und unseren Haaren die Farbe gibt. In Anbetracht dieser langen Liste kann das Tyrosin leicht ausgehen,[143] insbesondere hochsensiblen Menschen mit ihrer erhöhten Stressanfälligkeit. Aus diesem Grund würde ich allen hochsensiblen Menschen raten, morgens nach dem Aufstehen auf leeren Magen 1500-2000 Milligramm L-Tyrosin einzunehmen und eine halbe Stunde mit dem Essen zu warten. Bei einem stressigen Tag, zusätzlich weitere 1000-1500 Milligramm am Nachmittag einnehmen, zwei Stunden nach dem Essen (danach wieder 30 Minuten warten, bis man etwas isst).[144] L-Tyrosin ist auch Bestandteil meiner 3-Schritte-Kur, die ich in meinem Buch "Nahrungsergänzung für hochsensible Menschen" beschreibe. Es ist die einzige Aminosäure, die zeitlich unbegrenzt eingenommen werden kann.

Achtung: Nicht alle Menschen reagieren auf Aminosäuren gleich! Wenn es bei dir zu unangenehmen Wirkungen kommt, setze das L-Tyrosin sofort ab. Bei Schilddrüsen-Problemen, bipolarer Störung und zu hohem Blutdruck darf es nicht ohne ärztlichen Rat eingenommen werden, bei Melanomen solltest du ganz darauf verzichten.[145]

143 Burford-Mason 2017, Pos. 2184-2217

144 Burford-Mason 2017, Pos. 12460-12476

145 Kern 2019, S. 35-37

Supplemente, die in bestimmten Situationen hilfreich sind

Vitamin A

Vitamin A gibt es in mehreren Formen. Das in tierischen Lebensmitteln enthaltene nennt man Retinol. Es ist in Lebensmitteln wie Milch, Fleisch und Eiern enthalten und dort an Fett gebunden. Die pflanzlichen Vorstufen von Vitamin A werden Carotinoide genannt. Bestimmte Carotinoide, wie z.B. α-, ß-Carotin, Lutein etc. kann der Körper in Abhängigkeit von der Bedarfssituation in Retinol umwandeln oder als Antioxidantien verwenden. Man weiß inzwischen, dass genetisch bedingt nicht alle Menschen Carotinoide gleich gut in Vitamin A umwandeln können. Auch Menschen mit Diabetes, Schilddrüsenunterfunktion und dem Down-Syndrom (Trisomie 21) können das nicht bzw. weniger gut. Wenn man zu diesen Menschen gehört und auch bei veganer Ernährung ist es deshalb sicherer, Vitamin A als Retinol einzunehmen. Denn über eine Ernährung mit viel Gemüse und Obst, wie ich sie in diesem Buch beschreibe, bekommt man zwar jede Menge Carotinoide, aber als Veganer*in eben kein Retinol. Aber auch sonst macht die Einnahme von Vitamin A Sinn. Es stellt eine wichtige Ergänzung zu Vitamin D dar, weil beide zusammen am Aufbau von Knochen und Immunsystem beteiligt sind. Außerdem sorgt Vitamin A für intakte Haut und Schleimhaut, die so eine wirksame Barriere gegen Erreger wie Bakterien, Viren und Pilze bildet. Dadurch erhöht sich die Widerstandsfähigkeit gegen Infektionen weiter. Die tägliche Einnahme von 2000-5000 IE gelten als sicher. Retinol gibt es als Vitamin-A-Öl, das man zu einer fetthaltigen Mahlzeit zu sich nehmen sollte (s. Produktempfehlungen am Ende des Buches).

B12, Lecithin und L-Carnitin (nicht nur) für Vegetarier*innen und Veganer*innen

Dass man als Veganer*in Vitamin B12 supplementieren muss, weil die bioaktive Form nur in tierischen Nahrungsmitteln vorkommt, dürften die meisten inzwischen wissen. Aber auch als Vegetarierin kann man in einen Mangel geraten, weil die vegetarische Ernährungsform nur etwa die Hälfte des Vitamin-B12-Bedarfs deckt. Da Vitamin B12 gut verträglich ist und problemlos ausgeschieden werden kann, sollten auch alle Menschen, die unter Magenbeschwerden leiden und alle über 50 Jahre Vitamin B12 supplementieren. Der Grund dafür ist, dass Vitamin B12 nur mithilfe des sogenannten intrinsic factor, der im Magen produziert wird, überhaupt aufgenommen werden kann. Und dieser intrinsic factor wird oft bei Magenproblemen und in zunehmendem Alter weniger oder gar nicht mehr gebildet. Deswegen sollte man Vitamin B12 hochdosiert einnehmen, sodass es unabhängig vom intrinsic factor, einfach nur aufgrund der Osmose, resorbiert wird. Wenn man also 1000 µg Vitamin B12 auf einmal zu sich nimmt, werden davon durch Osmose nur maximal 10µg resorbiert, was in etwa dem Tagesbedarf entspricht.

Was Vegetarier*innen und Veganer*innen meist gar nicht bewusst ist, ist das Thema Cholin. Im Kapitel über Protein habe ich bereits beschrieben, wie wichtig Aminosäuren als Vorstufen von Neurotransmittern wie Serotonin, Dopamin u.v.m. sind. Bei den meisten dieser Botenstoffe dient eine Aminosäure als Grundstoff. Eine Ausnahme bildet der Neurotransmitter Acetylcholin, einer der wichtigsten Neurotransmitter, der im Gehirn Gedächtnisvorgänge, Emotionen und Verhalten steuert. Und der Grundstoff für Acetylcholin ist, wie der Name schon sagt, Cholin. Cholinhaltige Lebensmittel sind vor allem tierischen Ursprungs, z.B. Rinder- Schweine- und Hühnerleber, Lachs und Eigelb mit 220-500 Milligramm Cholin pro 100 Gramm. Erbsen und Blumenkohl enthalten für pflanzliche Nahrungsmittel mit um die 40 mg Cholin pro 100 Gramm noch relativ viel Cholin, bei Milch und Butter sind es nur um die 15-18 Milligramm pro 100 Milliliter. Das heißt, dass man seinen täglichen Bedarf weder als Vegetarierin noch als Veganer*in vernünftig abdecken kann, außer man nimmt zwei Tassen Sojamehl täglich zu sich,[146] was ziemlich unbekömmlich wäre und selbst den robustesten Verdauungstrakt auf die Dauer ruinieren würde. Ich empfehle deshalb die Zufuhr eines Esslöffels hypoallergenen Sonnenblumenlecithins täglich, das ca. 20 Prozent Phosphatidylcholin enthält. Auch Sojalecithin ist eine gute Quelle, allerdings gibt es so viele Menschen mit einer Soja-Unverträglichkeit, dass ich auf lange Sicht lieber zu Sonnenblumenlecithin raten würde.

Die dritte Substanz, mit der Vegetarier*innen und Veganer*innen ein Problem bekommen können, ist L-Carnitin, eine Aminosäurenähnliche Verbindung mit wichtigen Funktionen im Energiestoffwechsel. L-Carnitin kann über die Nahrung aufgenommen werden, kommt als solches aber vor allem in Fleisch vor. Ansonsten wird es aus den beiden Aminosäuren L-Methionin und L-Lysin in Leber, Nieren und Gehirn gebildet. Veganer*innen nehmen praktisch kein L-Carnitin mit der täglichen Nahrung auf. Pflanzliche Proteine enthalten aber oft wenig Lysin, bis auf das Erbsenprotein, über das ich im Kapitel über Protein bereits geschrieben habe. In bestimmten Situationen kann deswegen trotz Eigensynthese die Zufuhr von L-Carnitin nötig werden, z.B. bei Dialyse, Chemotherapie, schweren Erkrankungen, Zeiten intensiver Belastung im Sport oder bei sonstiger körperlicher Arbeit etc. L-Carnitin spielt eine wichtige Rolle im Energiestoffwechsel, indem es Fettsäuren in die Mitochondrien transportiert, die dort

146 Burgerstein Handbuch Nährstoffe, S. 298

zur Energiegewinnung genutzt werden, und hat immunmodulierende Eigenschaften.

Zwei Symptome können darauf hindeuten, dass du L-Carnitin benötigst: Du bist ständig müde, auch wenn du genug geschlafen hast, und hast ein schwaches Immunsystem trotz eines guten Vitamin-D-Spiegels. L-Carnitin sollte im Bereich von mindestens zwei Gramm täglich zugeführt werden, idealerweise in mehreren kleineren Portionen zum Essen als L-Carnitintartrat. L-Carnitintartrat gibt es als loses Pulver, das sich gut in Wasser auflösen lässt und dann wie Zitronenlimonade schmeckt (s. Produktempfehlungen am Ende des Buches). Drei Gramm L-Carnitintartrat entsprechen zwei Gramm L-Carnitin. Man sollte es aber nicht länger als zwei Monate einnehmen, weil sonst die körpereigene Produktion von L-Carnitin nachlässt. Nach einem Monat Einnahmepause kann man es dann erneut einnehmen. Achtung: L-Carnitin kann in gewissen Fällen zu Trimethylaminoxid (TMAO) abgebaut werden, was sich in einer nach Fisch riechenden Atemluft äußert. Das hängt von der Darmflora und von der Ernährungsweise ab: Bei Fleischkonsum wird mehr TMAO gebildet, bei vegetarischer Ernährung nur in geringen Mengen. Da TMAO die Arterien schädigen kann, sollte L-Carnitin abgesetzt werden, wenn ein "fishy odor" auftritt.[147]

Heidelbeerextrakt für mehr geistige Leistungsfähigkeit

Heidelbeeren sind das Brainfood schlechthin, weil sie in vielerlei Hinsicht positiv auf die Neurogenese wirken und das Gehirn effektiv vor kognitivem Verfall schützen. Ihre Wirkung ist durch zahlreiche Studien an Mäusen belegt. Sie wirken auch gegen kognitive Leistungseinbußen, Entzündungen, oxidativen Stress und Strahlung. In der mensch-

147 Burgerstein Handbuch Nährstoffe, S. 279-281

lichen Ernährung entsprechen ca. 100 Gramm täglich dem, was sich im Tierversuch als wirksam erwiesen hat. Ihr Anthocyan-Farbstoff gelangt durch die Blut-Hirn-Schranke und regt dort die Bildung von Neuronen an. Der gleiche Farbstoff ist auch in schwarzen Johannisbeeren und Brombeeren enthalten, weswegen diese eine vergleichbare Wirkung haben dürften, auch wenn sie bislang weniger erforscht wurden. Heidelbeeren können erwiesenermaßen kognitive Leistungseinbußen bei Mensch und Tier heilen und fördern die Kommunikation zwischen den Nervenzellen. Außerdem haben Heidelbeeren noch eine positive Wirkung auf den Darm und die gesamte Verdauung, sie schützen vor Krebs und halten die DNA gesund. Heidelbeer-Extrakte sind genauso wirksam wie frische Beeren, in den meisten Tierversuchen wird mit dem Extrakt gearbeitet. So kann man seine tägliche Dosis auch zu sich nehmen, wenn man keinen Zugang zu frischen Heidelbeeren hat.[148] Leider werden Heidelbeeren oft mit Pestiziden behandelt und sind häufig mit Schimmel belastet, insbesondere Tiefkühlheidelbeeren. Deswegen sollte man sie frisch einkaufen oder ein Extrakt einnehmen.[149]

---

148 Cortright 2017, Pos. 1045-1066

149 Asprey 2018, S. 117

Vinpocetin und Huperzin A zur Förderung der Durchblutung

Die beste Ernährung hilft nur weiter, wenn sie am Ende auch in den Zellen ankommt. Wenn deine Durchblutung schlecht ist, kann es sein, dass gerade dein Gehirn trotz guter Nährstofflage mangelhaft versorgt wird, und zwar nicht nur mit Nährstoffen, sondern auch mit Sauerstoff. Symptome einer schlechten Gehirndurchblutung sind:

- Schlechte Konzentrationsfähigkeit und Ausdauer
- Man muss sich bewegen oder Kaffee trinken, um die Gehirnfunktion zu verbessern.
- Kalte Hände und Füße
- Fuß- und/oder Nagelpilz
- Man muss nachts Socken tragen.
- Die Nagelbetten sind nicht rosafarben, sondern weißlich und blass.
- Kalte Nasenspitze

Es gibt einen ganz einfachen Test, um herauszufinden, ob es um deine Durchblutung gut bestellt ist: Drücke auf einen Fingernagel, sodass das Nagelbett weiß wird, und lasse wieder los. Kehrt das Blut sofort zurück und dein Nagelbett ist gleich wieder pink, zeigt das, dass du gut durchblutet bist. Mache diesen Test unbedingt auch mit deinen Fußnägeln! Sind deine Hände und Füße schlecht durchblutet, bleiben die Nagelbetten eine Weile weiß, wenn du sie wieder loslässt. Dein Gehirn ist dann erst recht schlecht durchblutet, denn da muss das Herz das Blut auch noch aufwärts pumpen, während die Hände und Füße herabhängen.[150]

---

150 Kharazian 2013, S. 107ff

In diesem Fall helfen Vinpocetin und Huperzin A. Vinpocetin ist ein halbsynthetischer Abkömmling des Vincamins, dem Hauptalkaloid des kleinen Immergrüns.[151] Es verbessert den Blutfluss in den Gefäßen des Gehirns und erweitert die Zerebralarterie. Außerdem hat sich gezeigt, dass es die Viskosität des Blutes erhöht und den Neurotransmitter Acetylcholin, der für unser Gedächtnis und unsere Lernfähigkeit zuständig ist, verbessert. Durch die Aktivierung eines Enzyms namens endotheliale Stickstoffmonoxid-Synthase (eNOS), das an der Regulierung des Blutdrucks beteiligt ist und eine zentrale Rolle für die Funktion der Blutgefäße spielt, hat es auch eine gefäßschützende Wirkung.[152] Huperzin A gehört zu den Lykopodium-Alkaloiden (Bärlapp) und hat eine mit Vinpocetin vergleichbare Wirkung.[153] Ich verwende es in der natürlichen Form als Bärlapp-Extrakt, da dies besser verträglich ist als synthetisches Huperzin A in Reinform. Ein weiterer Vorteil ist, dass Bärlapp auch die Leber- und Gallenfunktion anregt. Nach meiner Erfahrung wirken Vinpocetin und Bärlapp-Extrakt gleich gut. Ich wechsle zwischen beiden ab, sobald eine Packung leer ist, sodass kein Gewöhnungseffekt stattfindet. Schon nach wenigen Tagen werden Hände und Füße warm, die Nagelbetten pink und die geistige Leistungsfähigkeit erhöht sich entsprechend.

Vitamin C - ein vielseitig einsetzbares, hochwirksames Therapeutikum

Meerschweinchen und einige Primatenarten, darunter auch der Mensch, können Vitamin C nicht synthetisieren. Wahrscheinlich kam das durch eine Genmutation vor 60 Millionen Jahren, bei der uns ein

151 Art. Vinpocetin auf: https://de.wikipedia.org/wiki/Vinpocetin, abgelesen am 15.6.2020

152 Kharazian 2013, S. 118

153 Kharazian 2013, S. 119

Enzym verloren gegangen ist, das die Leber zur Vitamin-C-Synthese benötigt. Wenn du reichlich frisches Gemüse und Obst verzehrst, wie ich es in diesem Buch beschrieben habe, wird dein normaler Bedarf an Vitamin C mühelos gedeckt. Doch es gibt viele Gründe, Vitamin C in therapeutischen Dosen einzusetzen:

- Es hat eine Antihistamin-Wirkung und hilft so bei Histamin-Intoleranz, Asthma, Lebensmittelallergien, Heuschnupfen und anderen Allergien.
- Es senkt den Blutdruck.
- Es wirkt antidepressiv und reduziert Stressreaktionen und Ängste.
- Es senkt den Blutzuckerspiegel.
- Es erhöht die Aufnahme von Eisen aus pflanzlichen Lebensmitteln und ist deswegen für Veganer*innen und Vegetarierinnen und bei Eisenmangel interessant.
- Es ist ein wichtiges Antioxidans.
- Es dient der Infektabwehr, allerdings nur in Dosen über 800 Milligramm pro Tag über mindestens 4-6 Monate.
- Es beschleunigt die Ausscheidung von Umweltgiften, die sonst nur sehr langsam abgebaut werden können (Z.B. PCB, DDT, Dioxine etc.), reduziert die Resorption von Schwermetallen und beschleunigt deren Ausscheidung über die Niere.
- Es wird für die Verkettung von Kollagenmolekülen benötigt und festigt deswegen das Bindegewebe - die Haut wird straffer und es kommt zu einem Anti-Aging-Effekt.

Vielen ist Vitamin C in Form von Ascorbinsäure bekannt. Doch diese hat mehrere Nachteile: Sie wird schnell resorbiert, sodass der Vitamin-C-Spiegel rasch ansteigt, aber auch schnell wieder sinkt. Außerdem greift sie den Zahnschmelz an und führt bei höherer Dosierung zu Verdauungsproblemen wie Blähungen und Durchfall. Deswegen empfehle ich, Vitamin C als Ester-C einzunehmen. Ester-C ist säuregepuffert und retardiert, sodass es langsam und kontinuierlich aufgenommen wird und so für konstante Blutspiegel sorgt. Außerdem ist es mit Vitamin-C-Metaboliten kombiniert, die die Verfügbarkeit verbessern (s. Produktempfehlungen am Ende des Buches). Die therapeutische Dosis liegt, je nach Schwere der Symptome, bei 0,5 bis 2 Gramm pro Tag. Um bei schweren Erkrankungen wie z.B. in der Krebstherapie höhere Blutspiegel zu erreichen, macht eine vermehrte Einnahme keinen Sinn mehr. In diesen Fällen sollte man Vitamin-C-Infusionen vornehmen lassen.[154]

Mit L-Glutamin die Zuckersucht überwinden

Viele Leserinnen und Leser werden spätestens in diesem Buch mit Schrecken zur Kenntnis genommen haben, wie schädlich Zucker in Wirklichkeit ist. Er ruiniert uns die Darmflora, weil er Nahrung für Pilze und unerwünschte Bakterien bietet. Außerdem entzieht er dem Gehirn paradoxerweise Glukose, weil der Blutzuckerspiegel infolge der starken Insulin-Ausschüttung zu stark absinkt, woraufhin auch unsere Neurogenese-Rate sinkt. Der niedrige Blutzuckerspiegel führt zu Heißhungerattacken, was auf die Dauer zu Fettleibigkeit bei gleichzeitiger ständiger Unterversorgung des Gehirns führt. Es ist also für unser Gehirn von entscheidender Wichtigkeit, auf Zucker in jeglicher Form, auch auf Fruchtsaft, Smoothies und Trockenfrüchte, zu verzichten. Leider ist das nicht immer einfach. Denn Zucker macht hochgradig süchtig, da er, ähnlich wie Kokain, die Dopamin-Aus-

154 Burgerstein Handbuch Nährstoffe, S. 189-197

schüttung ankurbelt. Dopamin ist der Botenstoff im Gehirn, der für Erfolgserlebnisse zuständig ist, und viele Süchte, inklusive Spiel- und Sex-Sucht, stehen mit einer erhöhten Ausschüttung von Dopamin in Verbindung. Wir werden also in Wirklichkeit gar nicht von einer bestimmten Droge abhängig, sondern von der damit verbundenen Dopamin-Ausschüttung.

Wenn du wirklich ernst machen und aus der Zuckersucht aussteigen willst, gibt es einen Helfer, der das entscheidend erleichtert: L-Glutamin ist eine Aminosäure, die das Gehirn als Notersatz nutzen kann, wenn man länger nichts gegessen hat. Es stabilisiert den Blutzuckerspiegel und dient als Ersatz für Zucker. L-Glutamin eignet sich sehr gut, um von der Zuckersucht wegzukommen, unter der wir fast alle leiden. Du kannst L-Glutamin am frühen Morgen (direkt nach dem Aufstehen), vormittags und nachmittags einnehmen. Fange mit einer Dosis von 500 mg an, die du langsam auf 1500 mg steigern kannst, sollte sie nicht ausreichen. Lege das Pulver unter die Zunge und lasse es dort eine Weile liegen, bevor du es schluckst - so kann es besser aufgenommen werden.[155]

Der Suchtdruck auf Zucker wird dich über etwa vier bis sechs Wochen begleiten. Danach ist es aber wirklich vorbei - solange du weiterhin auf Zucker verzichtest! Während dieser Zeit, in der du noch Suchtdruck verspürst, kannst du L-Glutamin dreimal täglich einnehmen. Danach kannst du es nach Bedarf anwenden, z.B. wenn du dich unterzuckert fühlst als Ersatz für Traubenzucker. Das Pulver, das ich empfehle (s. Produktempfehlungen am Ende des Buches), schmeckt leicht süßlich und nach Vanille.

155 Ross 2010, Pos. 2171

L-Theanin bei Stress und Schlaflosigkeit

L-Theanin ist eine ganz besondere Aminosäure, die in schwarzem und grünem Tee vorkommt und daher auch ihren Namen hat. Es wurde experimentell nachgewiesen, dass L-Theanin die Alpha-Hirnwellen verstärkt, die auch durch Meditation ausgelöst werden.[156] L-Theanin ist quasi Meditation zum löffeln - 250 Milligramm am Morgen und noch einmal vor dem Schlafengehen können beruhigend wirken und dazu beitragen, Ängste und übertriebene Sorgen zu lindern. Es ist sehr hilfreich beim "Busy Brain-Syndrom", d.h. wenn man einfach nicht abschalten kann und das Gehirn ständig weiterrast, etwas, worunter hochsensible Menschen oft leiden. Auch wenn das Gehirn aufgrund beruflicher Anforderungen sehr strapaziert ist, hilft L-Theanin. Du kannst 250 Milligramm davon einnehmen, wann auch immer du das Gefühl hast, dass die Belastung zu groß wird.[157]

Zink stärkt das Immunsystem

Zink ist im ganzen Körper an Dutzenden von Stoffwechselprozessen beteiligt. Deswegen ist Zink ein Multitalent:

- Es ist ein wichtiges Antioxidans, ohne das im Immunsystem nichts so läuft, wie es sein sollte
- Es ist ein wichtiger Schwermetall-Gegenspieler
- Es hilft bei Hautproblemen, psychischen Erkrankungen und entzündlichen Prozessen
- Es beschleunigt Reparaturprozesse der Haut nach Operationen, bei Verbrennungen und Verletzungen
- Es kann in einer Dosierung von 50 Milligramm pro Tag über zwei Monate hinweg Tinnitus reduzieren

---

156 Burford-Mason 2017, Pos. 9245

157 Burford-Mason 2017, Pos. 12476

Zinkmangel ist sehr häufig, weil über unsere tägliche Ernährung immer weniger Zink zugeführt wird. Tendenziell ist Zink aus tierischen Nahrungsmitteln besser verwertbar. Besonders die in Getreideprodukten enthaltene Phytinsäure führt zur Bildung von unverwertbarem Zinkphytat. Auch ein hoher Anteil von Ballaststoffen, die eigentlich gut für uns sind, kann die Verwertbarkeit von Zink vermindern. Von daher ist Zink auch für Vegetarier*innen und Veganer*innen ein Thema. Eine Unterversorgung erhöht das Infektionsrisiko: Sogar Menschen mit normalen Zinkwerten können ihre Immunabwehr verbessern, wenn sie Zink zu sich nehmen. Um Infekten vorzubeugen, nimmt man 10 Milligramm täglich ein, wenn man Symptome hat, 30 Milligramm. Bei täglichen Zinkdosierungen über 25 Milligramm während mehr als sechs Wochen ist auf die Wechselwirkungen mit Kupfer, Mangan, Kalzium und Eisen zu achten. Nebenwirkungen einer solchen hochdosierten Zinktherapie entsprechen oft Mangelzuständen dieser Mineralstoffe oder Spurenelemente. Dem kann man leicht vorbeugen, indem in diesen Fällen ein orthomolekulares Multivitamin-Mineral-Präparat mit eingenommen wird.[158]

Selen - Paranüsse oder Kokos genügen

Selen ist ein Spurenelement, das wichtige Funktionen in unserem Stoffwechsel ausübt. Der tägliche Bedarf liegt bei Frauen bei 60 µg, bei Männern bei 70 µg täglich. Selenmangel führt zu Herzschwäche, weswegen der Spiegel bei Patienten mit Herzinsuffizienz regelmäßig untersucht werden sollte. Außer zu therapeutischen Zwecken ist es aber nicht nötig, Selen über Nahrungsergänzung zuzuführen. Denn sowohl Paranüsse als auch Kokosnüsse sind wahre Selen-Bomben!

158 Burgerstein Handbuch Nährstoffe, S. 235-271 und 502

Mit zwei bis vier Paranüssen täglich kommt man auf 50-100 µg Selen und deckt damit leicht seinen Bedarf. Achtung: Para-Nüsse sind bei Histamin-Intoleranz nicht verträglich. In diesem Fall sollte man auf Kokos setzen: Schon ein Esslöffel Kokosraspeln oder -mus (8-10 Gramm) enthalten die nötige Menge, bei Kokos-Öl sind es ein bis zwei Esslöffel.

Achtung: Zu viel Selen ist giftig! Chinesische Studien zeigen, dass Langzeitdosierungen von mehr als 750 µg pro Tag zu Vergiftungserscheinungen führen. Einmalgaben von maximal 3,5 Milligramm Selen sowie Langzeitdosierungen von bis zu 300 µg pro Tag gelten als sicher. Langfristige präventive Selengaben von 200 µg täglich sind in Gebieten mit selenarmen Böden, z.B. in der Schweiz und in Süddeutschland, empfehlenswert. Der Selenspiegel im Blut sollte dabei aber regelmäßig überprüft werden.[159]

Probiotika für eine gesunde Darmflora

Wie ich im Kapitel über die Darm-Hirn-Connection bereits geschrieben habe, ist es am sichersten, keine Probiotika einzunehmen, sondern stattdessen lieber täglich eine Portion milchsauer vergorenes Gemüse zu essen, z.B. Sauerkraut, Kimchi etc. Wichtig ist, dass dieses Gemüse roh ist. In den meisten Beuteln, Gläsern und Dosen ist das Sauerkraut (o.a. milchsaure Gemüse) pasteurisiert, damit es auch ungekühlt gelagert werden kann. Die darin enthaltenen Milchsäurebakterien sind dann aber abgetötet, sodass das Ganze nichts mehr für die Darmflora bringt. Rohes Sauerkraut,

159 Burgerstein Handbuch Nährstoffe, S. 230-234; Art. Selen in Kokosöl auf: https://www.kokosoel.com/wissen/kokosoel-lexikon/selen-kokosoel/, abgelesen am 14.5.2020; Art. Die besten pflanzlichen Selenquellen auf: https://www.topfruits.de/aktuell/die-besten-pflanzlichen-selenquellen/, abgelesen am 14.5.2020

Kimchi etc. findest du in Bioläden im Kühlschrank. Achte darauf, dass es sich dabei um Rohkost handelt. Du musst Sauerkraut nicht pur essen, wenn du es nicht magst. Ich habe früher immer eine kleine Portion klein gehackt und mit an den Salat gegeben. Als Salatgewürz schmeckt es sehr gut und du benötigst weniger Essig.

Es gibt aber eine Ausnahme, bei der man doch Probiotika einnehmen sollte, und das ist die Histamin-Intoleranz. Wer darunter leidet, kann nämlich kein Sauerkraut essen, da es histaminhaltig ist und Beschwerden auslöst. Genau aus diesem Grund musste auch ich auf Sauerkraut verzichten. Eine Weile hatte ich die Hoffnung, dass ich aufgrund meiner Ernährung, die reich an Ballaststoffen und damit an Präbiotika ist, ohne milchsaure Gemüse auskomme. Doch ich habe festgestellt, dass das nicht optimal war. Deswegen begann ich, wieder mit Probiotika zu experimentieren und fand ein Präparat, das zu halten scheint, was es verspricht, und dass sich als sicher erwiesen hat. Erst machte ich eine vierwöchige Kur, in der ich es täglich einnahm, seitdem nehme ich es nur noch jeden zweiten Tag ein und fühle mich damit besser als das ohne der Fall war (s. die Produktempfehlungen am Ende des Buches).

Nachgedanken: Bedeutet eine gehirngesunde Ernährung wirklich Verzicht?

Ich werde oft gefragt, ob die gehirngesunde Ernährung, wie ich sie in diesem Buch beschrieben habe und an die ich mich konsequent halte, nicht einen enormen Verzicht bedeutet, Verzicht auf bestimmte Ernährungsgewohnheiten, kulinarische Genüsse und Geschmäcker. Diese Frage stellt sich eigentlich nur, wenn man es noch nicht ausprobiert hat. Denn dein Gehirn ist wesentlich bedeutender für deine Gesundheit und dein Wohlbefinden, als man es sich gemeinhin vorstellt! Deine gesamte Organtätigkeit wird vom Gehirn gesteuert oder zumindest mitbestimmt. Macht dein Gehirn Fehler, hat das gravierende gesundheitliche Folgen in so ziemlich allen Bereichen. Denn Dinge wie zu hoher oder zu niedriger Blutdruck, zu hoher oder zu niedriger Blutzuckerspiegel und vieles mehr werden sehr oft durch Fehlregulationen des Gehirns verursacht! Wenn deine Neurogenese-Rate sinkt, deine Mitochondrien schlechter arbeiten, wirkt sich das auf dein gesamtes Wohlbefinden, deine Leistungsfähigkeit und deine Intelligenz aus.

Ich bin zu dem Zeitpunkt, an dem ich diese Worte schreibe, 54 Jahre alt. Wenn wir uns mit gleichaltrigen Freunden treffen, beklagen diese, dass ihre geistige Fitness abnimmt, dass ihr Denken nicht mehr so funktioniert wie früher. Sie erwarten von mir, dass ich in dieses Klagelied einstimme. Doch das kann ich nicht - mein Gehirn, mein Denken funktioniert so gut wie noch nie in meinem ganzen Leben. Ich werde reicher an Erfahrungen, sammle immer mehr Wissen an und werde einfach nur besser in allem, was ich tue. Die Projekte, die ich mir heute vornehme, hätte ich vor zehn Jahren nie und nimmer geschafft. Auf keinen Fall würde ich meinem Gehirn, dem ich so viel verdanke, irgendetwas antun, das ihm schadet, und für einen kurzen Genuss all das aufs Spiel setzen. Meine Lebensqualität ist in den letzten Jahren stetig gestiegen. Genau das kannst auch du erreichen: Dein hochsensibles Gehirn möchte zu voller Form auflaufen, es möchte sich bis ins hohe Alter weiterentwickeln und dafür sorgen, dass du gesund und glücklich bist. Und wenn du ihm die Chance dazu gibst, wird es dir das mehr danken, als du es dir vielleicht momentan vorstellen kannst. Du hast es in der Hand.

Produktempfehlungen

Ich werde oft gefragt, welche Produkte ich konkret empfehle. Deswegen habe ich eigens für dieses Buch eine Webseite aufgebaut, auf der du meine Empfehlungen findest, um meinen Leser*innen die mühevolle Recherche-Arbeit zu ersparen:

www.hochsensibelsein.de/ernaehrung

Der Vorteil gegenüber einer Liste in diesem Buch ist, dass ich die Webseite stets aktuell halten kann. Denn es ändert sich ständig etwas, alte Produkte verschwinden vom Markt, es gibt tolle Neuigkeiten, preiswertere Alternativen etc.

Literatur

Asprey, Dave: Hirntuning. Die Bulletproof-Methode für höhere geistige Leistungsfähigket, besseren Schlaf und mehr Energie, München 2018

Aune, Dagfinn; Giovannucci, Edward; Boffetta, Paolo u.a.: Art. Fruit and vegetable intake and the risk
of cardiovascular disease, total cancer and allcause mortality—a systematic review and doseresponse meta- analysis of prospective studies in: International Journal of Epidemiology 2017, 1029–1056

Bradbury, Joanne: Docosahexaenoic Acid (DHA): An Ancient Nutrient for the Modern Human Brain, US National Library of Medicine, National Insitutes of Health 2011, https://www.ncbi.nlm.nih.gov/pmc/articles/PMC3257695/

Burford-Mason, Aileen: Was das Gehirn essen will. Mentale Power durch richtige Ernährung, Kindle-Edition Stuttgart 2017

Burgerstein Handbuch Nährstoffe, Stuttgart 2018

Cortright, Brant: Das bessere Gehirn. Wie Sie lebenslang die Bildung neuer Nervenzellen anregen, Kindle-Edition München 2017

Frankenbach, Thomas: Somatische Intelligenz. Hören, was der Körper braucht, Kindle-Edition Burgrain 2014

Froböse, Ingo: Das Turbo Stoffwechsel Prinzip. So stellen Sie den

Körper dauerhaft auf "schlank" um, Kindle-Edition München 2014

Hasler, Gregor: Die Darm-Hirn-Connection. Revolutionäres Wissen für unsere psychische und körperliche Gesundheit, Kindle-Edition Stuttgart 2019

Jakob, Manfred: Dr. Jacobs Weg des genussvollen Verzichts. Die effektivsten Maßnahmen zur Prävention und Therapie von Zivilisationskrankheiten, Nutricamedia Verlag 2013

Kharazian, Datis: Why Isn't my Brain Working?, Carlsbad USA 2013

Kern, Anne-Barbara: Nahrungsergänzung für hochsensible Menschen. Wie du die Reizschwelle deiner Nerven in 3 Schritten erhöhst und dich im Alltag deutlich leistungsfähiger fühlst, 2019

Marean, Curtis W.: Art. Als die Menschen fast ausstarben in: Spektrum der Wissenschaft 2010, 12/10

Nehls, Michael: Algenöl. Die Ernährungsrevolution aus dem Meer. Lebenswichtiges Omega-3 in seiner wirksamsten Form, Kindle-Edition München 2018

Nehls, Michael: Kopfküche. Das Anti-Alzheimer- Kochbuch, Kindle-Edition München 2019

Pollmer, Udo u.a.: Prost Mahlzeit! Krank durch gesunde Ernährung, Köln 1996

Ross, Julia: Was die Seele essen will. Die Mood Cure, Stuttgart 2010
Ruff, Christopher, Holiday, Trenton und Trinhaus, Erik: Art. Body mass and encephalization in Pleistocene Homo in: Nature, June 1997 206

Stewart, Kathlyn M. und Cunnane, Stephen C.: Human Brain Evolution, Wiley-Blackwell 2010

Villems, Richard, Soodyall, Himla, Pereira Luisa u.a.: Art. The Dawn of Human Matrilinieal Diversity in: The American Journal of Human Genetics June 2008

Wittig, Frank: Krank durch Früherkennung. Warum Vorsorgeuntersuchungen unserer Gesundheit oft mehr schaden als nutzen, Kindle-Edition München 2015

Wolcott, William L.: Metabolic Typing. Essen, was mein Körper braucht, Kirchzarten 2000

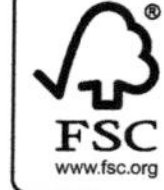

MIX
Papier aus verantwortungsvollen Quellen
Paper from responsible sources
FSC® C105338